JN047322

TEXTBOOK
TRAUMATIC STRESS PROTOCOL
for
Developmental trauma disorder
and
Complex post-traumatic stress disorder

テキストブック
TSプロトコール
子ども虐待と複雑性PTSDへの
簡易処理技法

Toshiro Sugiyama

杉山登志郎
[著]

日本評論社

まえがき

　私はこの10年あまり、発達障害の診断を受け実は被虐待児である子どもと、元被虐待児のその親の、親子併行治療に取り組んできた。その中で一般的な精神科外来で実施可能な独自の簡易型トラウマ処理を組み上げた。それがTS（traumatic stress）プロトコールである。

　本書はその具体的なやり方を解説したTSプロトコールのためのテキストである。

　すでに『発達性トラウマ障害と複雑性PTSDの治療』（誠信書房、2019）という本を出しているのであるが、本書を作る上で大きなきっかけとなったのは、TSプロトコールの科学的判定である。なぜ今頃になって科学的判定を行ったのか。それは開発者自身がその有効性に対し半信半疑だったからである。

　複雑性PTSDを標的とした治療は、従来の精神療法や精神科治療の常識から大きく逸脱する。すべて臨床的な試行錯誤の中でこの形になったのであるが、暴露すら避けた、誰でも出来る簡単な短時間の治療で、フラッシュバックの治療が本当に出来ているのであろうか。臨床的なトライアルからは良好な結果が得られていたとはいえ、私自身が確信を持てないでいた。TSプロトコールは、元になったEMDRからも大変に逸脱しているので、EMDR学会から破門されないか戦々恐々と学会で報告を行い、こんなやり方もありますが、試される人は自己責任でやってくださいね、といった消極的な紹介をこれまでは重ねてきた。

　しかしTSプロトコールを臨床に取り入れ、ご自分の臨床の場で、トラウマへの治療を積極的に進めて行かれる若い臨床家の先生が少しずつ増えてきた。トラウマ研究会と命名した症例検討会で、その方々からの報告を伺う中で、私はTSプロトコールの判定を行うことを決意しRCT（ランダム化比較

研究）において、良好な結果を得ることが出来た（その詳細は第6章をご覧いただきたい）。

こうして判定が出てみたら現金なもので TS プロトコールをもっと広めたいという気持ちになった。また EMDR との関係も、これだけ基本的な違いがあるので別物として扱ってもよいのではないかと開き直るようになった。これまでにも EMDR からスピンアウトした治療手技はいろいろあることだし……。

TS プロトコールはトラウマ処理技法として、いくつかのメリットがある。安全性と即効性だけでなく、なによりも普通の精神科外来で保険診療によって実施可能であり、広まればわが国の臨床への大きな寄与になるのではないか。

そうなると、これまでに記した解説書では不十分である。臨床実践に絞ったテキストが必要と考えるようになった。ここまで変わるのだから RCT 恐るべし。

こうして本書が出来上がった。

本書を書くきっかけとなった若い臨床家の方々、涌澤圭介、堀田洋、古橋功一、若山和樹、篠崎志美、森本武志、立花昌子、石島洋輔の諸先生、またいつも臨床の場でサポートをいただいている山崎知克先生に感謝します。

また本書の編集を担当していただいた日本評論社、遠藤俊夫氏に感謝します。併せて、遠藤氏の長年の編集者としてのサポートに深謝いたします。

2021年7月

杉山登志郎

まえがき……………………………i

第1章　慢性反復性トラウマが
引き起こすもの……………………1

1　トラウマという視点 ……………………………………… 2
2　慢性のトラウマによって何か変わるのか ……………… 3
　　a. 脳への器質的、機能的変化　　3
　　b. 子ども虐待のアロスタシス　　4
　　c. エピジェネティックスへの影響　　5
　　d. フラッシュバックの諸相　　6
3　発達障害とトラウマとの複雑な関係 …………………… 6
　　児童期逆境体験（ACEs）研究　　8
4　複雑性心的外傷後ストレス障害の諸相 …………………10

第2章　TS プロトコールの概要 ……………………13

1　なぜトラウマ処理が普及しないのか …………………14
2　簡易型トラウマ処理とは ………………………………17
3　TS プロトコールの概要 ………………………………18
4　TS 処方——極少量処方と漢方薬 ……………………20
5　TS 処理——簡易型処理の実際 ………………………23
　　a. 左右交互刺激　　23
　　b. パルサー　　23
　　c. TS 処理の実際　　24
6　愛着の修復 ………………………………………………27

第3章　　治療の実際 ····················29

　1　治療への導入（1回目）·················30
　2　初回治療 ·······························30
　3　トラウマ処理（2回目〜7回目）··········33
　　　2回目　　33
　　　3回目　　34
　　　4回目　　35
　　　5回目　　36
　　　6回目　　37
　　　7回目　　38
　　　まとめ　　39

第4章　　子どもへの対応、
　　　　　さまざまな事象への対応 ···········41

　1　幼児から学童への対応 ··················42
　　　a. 幼児　　43
　　　幼児症例の実際　　43
　　　b. 学童期およびそれ以降　　46
　　　学童期症例の実際　　47
　2　愛着の修復──抱っこパルサー ···········49
　　　家族併行治療の実際　　49
　3　さまざまな事象への対応 ················51
　　　⑴　よく起きる事象への対応　　51
　　　a. 不眠と悪夢　　51
　　　b. 抑うつ　　53
　　　c. 加虐、暴力　　54
　　　d. 飲酒　　54
　　　e. 過食　　55

　　f. 肩こり　55

　　g. 慢性の痛み　56

　(2)　ドタキャンへの対策　56

　(3)　服薬をめぐる諸問題　59

　(4)　双極Ⅰ型　59

　(5)　例外的な反応への対応　60

　　a. パルサーで解除反応が起きる場合　60

　　b. 特定の部位への拒否　60

　　c. 深呼吸が出来ない　61

　　d. 嘔吐反応　61

　　e. からだが傾く　61

第5章　TS自我状態療法 ·························63

　1　多重人格生成の病理 ·····························64

　2　自我状態療法の概要 ·····························65

　3　TS自我状態療法 ······························66

　4　TS自我状態療法の実際 ·························68

　　症例呈示　68

　5　さまざまな事象への対応 ························70

　　a. パーツが現れない　70

　　b. パーツの数が多くて部屋からはみ出す場合　71

　　c. 主人格およびパーツが指示に従わない　72

　6　自我状態療法の活用 ·····························73

　　a. リソースに会いに行く　73

　　b. 喪の作業　73

　　症例呈示　73

第6章　TSプロトコールは
　　　　何をしているのか ……………………75

　　1　TSプロトコールの科学的判定 ……………………………76
　　　　a. RCTの概要　76
　　　　b. 対象と治療の詳細　76
　　　　c. 結果　79
　　　　d. まとめ　83
　　2　TSプロトコールの作用機序 ……………………………84
　　　　a. ポリヴェーガル理論　84
　　　　b. 迷走神経刺激療法　86
　　3　TSプロトコールは何をしているのか ……………………87

第7章　終結に向けて ……………………89

　　1　他の技法との組み合わせ ……………………………………90
　　　　a. ホログラフィートーク　90
　　　　症例呈示　91
　　　　b. 思考場療法　92
　　　　症例呈示　93
　　2　複雑性PTSDに治療終結はあるのか ……………………94
　　　　症例呈示　94

付録1　TSプロトコールの
　　　　インストラクション集 ……………………99

　　1　トラウマ処理を行うに当たって ………………………… 100

2 初診の時に行う説明 ……………………………………………… 100
　1回目の面接での指示事項　100
3 初診で行う簡易処理のデモンストレーション ……………… 101
4 2回目（簡易処理1回目）の簡易処理 ………………………… 101
5 TSプロトコール3回目（簡易処理2回目）
　──1クール終了まで ………………………………………… 102
6 手動処理のインストラクション …………………………… 103
7 幼児へのインストラクション ……………………………… 104
8 学童へのインストラクション ……………………………… 105
9 自我状態療法のインストラクション ……………………… 105
　初回　105
　2回目以後　107

付録2　セルフケアを試みる人のために ……………… 109

1 トラウマ処理セルフケアをするに当たって ………………… 110
2 セルフケアを実施するときの注意事項 ……………………… 111
　a. セルフケアを1人でやらない　112
　b. セルフケアを深夜にやらない　112
　c. 解除反応が起きたときの用意をしてから始める　112
3 セルフケアを実施してゆく頻度について ………………… 113
4 それ以外のこと …………………………………………… 113

文　献 ………………… 115

第1章

慢性反復性トラウマが
引き起こすもの

1　トラウマという視点

　本書は、TS プロトコールのテキストとして作成されている。したがって、理論的な問題は、ミニマムに扱いたいと思う。しかしながらトラウマとそれによって引き起こされてくる複合的な症状に関して概説することは避けて通れない。その理解がなければ、なぜ簡易型トラウマ処理が精神療法の一手技としては非常に奇異な形にならざるを得ないのか、了解できないからである。

　これまでの精神科臨床において発達障害とトラウマは十分に考慮されて来なかった。慢性反復性のトラウマが、単回性のトラウマとはまったく異なった臨床像を作ることは、既にテア（Terr, 1991）によって指摘されていた（表1）。「トラウマは発見と忘却を繰り返してきた」とはハーマンの言葉である（Herman, 1992）。その『心的外傷と回復』でハーマンは既に複雑性 PTSD の診断基準を提案していたが、実に約30年後の ICD-11（Brewin et al., 2017）でようやく国際的診断基準に登場したのである。

　ひとたび長期にわたるトラウマが介在すると、臨床像は何でもありの様相を呈することになる。しかもこのことが、トラウマという問題を意識して臨床を行わない限り、まったく見えてこない。わが国の現状はなお悪いことに、カテゴリー診断学の普及によって、家族歴、生育歴をきちんと取らないで処方だけ行うという、一昔前なら考えられない雑な臨床を行う精神科医がむしろ一般的になってきた。

　落ち着かない、人の気持ちがわからない、衝動的行動を繰り返す子どもに、注意欠如多動症（Attention deficit/ hyperactivity disorder; ADHD）、自閉スペクトラム症（Autism spectrum disorder; ASD）などの発達障害の診断が下る。しかしひょっとすると背後に子ども虐待に起因する愛着障害があるのではないかと疑ってみる必要がある。

　不安定な対人関係が見られ、希死念慮、衝動的な行動、過量服薬を繰り返すとなると、境界性人格障害と診断を受ける。しかしトラウマが引き起こすフラッシュバックによる諸症状かも知れないのである。

表1　2つのトラウマ（Terr, 1991：部分的に筆者改変）

分類	I型トラウマ	II型トラウマ
体験の仕方	1回だけの強い脅威・恐怖体験 （急性単回性）	繰り返す、長期間続く恐怖体験 （長期反復性）
出来事	災害、事故、犯罪被害など	子ども虐待、DV、長期にわたる 戦闘体験、強制収谷所など
症状および 診断	再体験、回避、過覚醒、 分離不安、時に悲嘆反応 ・急性ストレス反応（ASD） ・心的外傷後ストレス障害 　（PTSD）	否認、感情麻痺、解離、怒り、 否定的自己観 ・発達性トラウマ障害 ・複雑性 PTSD

　抑うつ、その一方で時にハイテンションが認められ、過食が同時にあり、治療については中断と再開を繰り返している。この場合には、双極性障害II型と診断されるが、実は複雑性 PTSD に伴う気分変動の可能性がある。

　自分を呼ぶ幻聴、お化けの幻視の訴えに加え、気分の上下、被害念慮、さらにはコロッと人が変わるとなると、統合失調症、あるいは統合失調感情障害と診断を受け、大量の抗精神病薬が処方される。しかしこれもまた複雑性 PTSD の部分症状である解離性幻覚の可能性がある。

　野坂（2019）はトラウマのメガネで子どもとその親を見てみようと提案する。ひとたびこのトラウマという視点を得ると、われわれが出会う難治症例とはことごとくトラウマ系の子どもと成人であることに気づくようになるのである。

2　慢性のトラウマによって何か変わるのか

a. 脳への器質的、機能的変化

　友田（2017）とタイチャー（Teicher et al., 2016）による一連の研究によって、子ども虐待における脳の器質的異常があきらかになった。これは性的虐

待における後頭葉の萎縮、および脳梁の萎縮、暴言被曝による側頭葉の変形、体罰による前頭前野の萎縮、DV目撃による視覚野の萎縮、複合的虐待における海馬の萎縮など多岐にわたる。この一連の研究は、数千の症例から20名ほどの精神科的症状のない成人に絞り込み、調査を実施しており、しかもその変化のレベルは体積の平均にして1割前後の萎縮、あるいは変形が生じるという驚嘆すべきものである。被虐待児の脳波の異常率は発達障害より高いことも明らかになっている（友田、2011）。

　機能的な変化についても、さまざまなデータが明らかになってきた。滝口ら（Takiguchi et al., 2015）は被虐待歴があり、ADHD症状を示す児童を対象に、ギャンブル課題を行い、ADHD児や健常児とは脳の賦活レベルで異なった反応を示すことをfMRIによる研究によって示した。一般的に健常児は低報酬でも高報酬でもそれなりに意欲が生じるのに対し、ADHD児では高報酬において意欲が示されるのに低報酬では意欲が示されない。それに対し、被虐待児の場合には、低報酬でも高報酬でも脳の賦活がおきないのである。これは、被虐待児において、トークンエコノミーが有効に働かないことが多いという、臨床的な所見を裏付ける極めて意義がある所見である。

b. 子ども虐待のアロスタシス

　なぜこんなことが生じるのだろうか。アロスタシス（allostasis; 動的適応）とは生体維持のためのホメオスタシスの反応過程で、変化することで体内環境の安定性（ホメオスタシス）を維持することを意味し、急性のストレスに対し適応していくプロセスを説明する概念として用いられる。この過程の中で、むしろ生体にはマイナスの方向にずれて行く働きが時に生じる。安全が著しく脅かされる状況において、生存のための脳のメカニズムが自動的に総動員される。脳下垂体から副腎に至る警戒ループが作動し、さまざまな神経ホルモンによる、全身を巻き込んだ一連の対応が生じ、生体は戦闘モードに転じる（表2）。ところがストレス状況が長期間にわたり継続すれば、副腎皮質ホルモンの過剰状態が、長期的には神経の再生を妨げ、脳にむしろ強いダメージを与えることに代表されるように、むしろ生体へのマイナスも生じ

表2　ストレスに対する生体の反応（Charney, 2004；一部改変）

・副腎皮質ホルモン（ストレスへの生体反応形成　興奮、緊張）
・DHEA デヒドロエピアンドロステロン（解離、抑うつを軽減）
・副腎皮質刺激ホルモン（恐怖反応の抑制）
・青班核ノルエピネフリン（脅威への耐性、注意の強化）
・ニューロペプタイドY（ストレスによる不安抑うつを軽減）
・ガラニン（ストレスによる不安抑うつを軽減）
・ドパミン（意欲亢進→前頭前野の高濃度は認知障害に）
・セロトニン（ダメージからの神経の回復の促進）
・テストステロン（抑うつの軽減）
・エストロゲン（同上→長期にはセロトニンの抑制によりうつ増強）

てくる。これが子ども虐待をはじめとする慢性のトラウマによって生じるアロスタシスの過程であり、子ども虐待によって脳が萎縮を始めとする変化を生じる基本的メカニズムでもある。

c. エピジェネティックスへの影響

　最近になって、子ども虐待によるエピジェネティックス（epigenetics; 遺伝子スイッチ）への影響が数多く報告されるようになった。藤澤ら（Fujisawa et al., 2019）は被虐待児において、唾液中のオキシトシン受容体において、健常児よりも多くのメチル化が生じていることを明らかにした。パークら（Park et al., 2019）は17の研究をまとめて、慢性のストレスによるエピジェネティクスな変化がNR3C1、SLC6A4、BDNF、FKBP5、SKA2、OXTR、LINGO3、POU3F1、ITGB1などの遺伝子に認められ、副腎皮質ホルモンの刺激伝達に影響するもの（たとえば、NR3C1、FKBP5）、セロトニン伝達に影響するもの（たとえば、SLC6A4）、および神経栄養因子に関連するもの（たとえば、BDNF）などが、今後の研究において重要と指摘している。またこれらの遺伝子はうつ病との関連が指摘されている。

　このように、テアのⅡ型トラウマ、慢性トラウマとはこころの傷ではない。脳の変形と機能異常を引き起こす脳の傷なのである。

d. フラッシュバックの諸相

　臨床症状の中で改めて強調をしておきたい問題がある。それはフラッシュバックである。トラウマを意識して臨床を行うと、フラッシュバックが従来考えられていたよりも広範に認められることにも気付くようになる（杉山、2019）。先に述べたように、こころは忘れても脳は忘れない。トラウマ的イベントに関連する引き金刺激によって、全身を巻き込んだ過剰反応が生体には生じて来る。それは想起ではなく再体験であり再演という形をとる。

　言語的フラッシュバックとは、子どもが急に目つきが鋭くなり、低い声で「殺してやる」とつぶやく現象である。加虐者に言われた言葉がまさに再演されているのである。認知・思考的フラッシュバックとは、心理的虐待を受けて育った子どもが、成人をした後も、何事かに取り組もうとするそのたびに「どうせ自分はできない」「何をしても自分は駄目な人間だ」という考えが浮かんでくる。これもまた虐待者に押しつけられた思考の再体験である。行動的フラッシュバックとは、いわゆる「キレる子」である。些細なことから急に暴れ出し、収拾がつかない暴力的な噴出が生じる現象で、暴力場面の再演に他ならない。生理的フラッシュバックは不思議な現象である。親に頸を締められた経験を語っている子どもの頸に、親の指の痕が浮かび上がってくる。体が記憶しているのである。さらに多重人格が形成されなくとも、解離性の幻覚は非常に広範に認められる。

　このすべてが、生存の危機に直結する反応として生じるため過覚醒と興奮をともなう辛い体験になるのである。かくして抜き差しならぬ危機として体験されたものは、その体験にまつわるさまざまな連鎖で再現される。暴力的加害の背後には暴力被害があり、性的加害の背後には性被害がある。

3　発達障害とトラウマとの複雑な関係

　この問題に最初に気づいたのは、あいち小児保健医療総合センターにおいて子ども虐待の専門外来を開いた時であった。子ども虐待の専門外来を受診した被虐待児の過半数が発達障害の診断になるのである（杉山、2007）。

いまだに発達障害の一部の専門家は、子ども虐待によって発達障害が生じることに否定的である（神尾、2019）。しかしこれは診断の問題に他ならない。精神科の診断とは、病因による診断ではなく、臨床症状による、理念型診断である。このような診断の視点から見たときに、子ども虐待と発達障害とは複雑な相互関係を示す。何より、被虐待児が発達障害の診断を受けているという現実がある。素因も何もないところから発達障害は生じないという誤解がある。そんなことはない。子ども虐待によって、遺伝子スイッチに変化が生じ、アロスタシスが生じ、脳波に異常が生じ、脳に器質的機能的変化が生じる。これを発達障害と言わずして何と呼ぼう。

　極端なネグレクトによって、自閉症類似の症状を子どもたちが示すようになることは以前から指摘されていた。ラターを中心とする一連の研究によって、その一部は、ライフタイムに渡り残り続けることも徐々に明らかになってきた（ERA Study; Rutter et al., 1999; 2007; 2017）。さらにより一般的な被虐待児において、安心がない中で育った子どもたちにおいては、戦闘モードが持続するため、多動、注意の転導性、さらには社会性の欠落が生じるため、カテゴリー診断を用いると、ASD/ADHD の診断になる（杉山、2015）。

　発達障害の基盤があると、子ども虐待やいじめなど、迫害体験が生じやすいということがしばしば指摘されているが、現時点での筆者の結論としては、子ども虐待の既往がない親子において、親が子どもの発達障害ゆえに、加虐を行うことはない。子ども虐待が絡む症例とは、必ずその上の世代に、子ども虐待の既往がある場合に限られる。

　子ども虐待が絡んだ発達障害は難治性で、その重症さが他の発達障害に比較して際立っているので、筆者はトラウマ系発達障害として分けるほうが臨床的には有用と考えている（杉山ら、2021）。さらにこのグループは、年齢が上がるにつれて診断カテゴリーを渡り歩くいわゆる異型連続性が認められる。このような臨床的な特徴から、ヴァン・デア・コーク（van der Kolk, 2005）はこの子どもたちを発達性トラウマ障害と呼んだのであり、トラウマ系発達障害と同じものを指している。

　もう 1 つ、子ども虐待と発達障害とが絡み合う要因として、複雑性 PTSD

と発達障害、特に自閉スペクトラム症（ASD）とは相性が良いという事実がある。対人的に緊張を抱える複雑性 PTSD の特に女性が、あまり迫ってこない ASD の男性を配偶者に選ぶことはしばしばあるからである。

児童期逆境体験（ACEs）研究

　最近になって、わが国においても児童期逆境体験（The Adverse Childhood Experiences; ACEs）が話題になるようになった。この研究は内科医フェリッティによって1990年代後半に始まった（Felitti et al, 1998）。フェリッティは内分泌専門の内科医であるが、糖尿病の患者にダイエットを実施して行くなかで、痩せることに著しい抵抗を示す女性が何人もいることに気づいた。その動機が「男性から襲われるので、女性的な魅力のない肥満体型のほうが安心」ということに驚愕し、予防医学の視点から、大々的な調査を開始した。これが児童期逆境体験の系統的調査である。

　カリフォルニアに在住する17,421人の成人（平均年齢57歳）を対象とし、1995-97年に調査が行われ、その後、5年間、前方向視コホート調査を実施したのが最初の調査である。生後18年間に、身体的虐待、性的虐待、心理的虐待の有無（それぞれ1点）、また家庭の機能不全として、家庭内に服役中の人がいた、母親が暴力を振るわれていた、アルコール／薬物乱用者がいた、精神疾患／うつ病／自殺の危険がある人がいた（それぞれ1点）と7点満点で、0点から7点でスコアを付け、現在の状況と比較を行うという簡便な方法によって、約半世紀前の児童期の過酷な状況と今日の健康状態との比較を行った。

　この研究によって、さまざまなことが明らかになった。たとえば、すでに半世紀前に性的虐待21％、身体的虐待11％、心理的虐待11％であったこと、さらに ACEs を重複して経験する可能性が高いことである。性的虐待があると、他の ACEs の経験の可能性は女性2.0〜3.4倍に男性1.6〜2.5倍に跳ね上がるのである。フェリッティらは精神的な健康のみならず、望まない妊娠、十代の妊娠、仕事上の達成度の低さなどなどにも相関が認められ、健康全般、さらには社会的な適応全体に ACEs が大きな影響を与えていることを見出し

表3　ACE スコア 4 点＋の場合
（ 0 点と比較したオッズ比；Felitti et al., 1998）

慢性肺疾患（3.9）	喫煙（4.0）
虚血性心疾患（2.2）	肥満（1.6）
肝疾患（2.4）	運動不足（1.3）
ガン（1.9）	うつ病（4.6）
糖尿病（1.6）	自殺企図（12.2）
性感染症（2.5）	アルコール依存（7.4）
脳卒中（2.4）	違法薬物使用（4.7）
骨折（1.6）	薬物注射（10.3）

たのである。

　特に ACEs と嗜癖（タバコ、アルコール、薬物）とはきれいな相関が認められ ACEs 得点が高くなるにつれて増加が見られた。表 3 は ACEs スコア 4 点以上の場合と 0 点の場合とを比較したオッズ比の一覧である。

　この最初の研究ですでに、7 点満点であると、寿命が約20年間短いことが示された。

　なぜこんなことがおきるのか。鍵はフラッシュバックである。

　嗜癖と ACEs が相関関係を示すことは既述した。つまりフラッシュバックに対する誤った自己治療として、飲酒、タバコ、さらに薬物への依存が生じるのである。それがさまざまな健康へのマイナスの影響に跳ね返ることは理解できる。タバコを吸い続ければ、慢性肺疾患、冠動脈疾患などに影響が出ることは当然であり、さらにアルコールを摂取し続ければ肝臓疾患、糖尿病、肥満などに影響が生じる。違法薬物を使用し続ければそれが深刻な社会的な障害に展開することも予想される。フェリッティらはこのような重要な指摘を行ったのであるが、対処法としては予防医学的な視点から、地域におけるACEs への介入といった内容に留まり、特に病理的なレベルに至った場合の治療法にまでは進まなかった。

　このフラッシュバックへの治療方法こそ、トラウマ処理と呼ばれる特殊な精神療法である。ACEs への治療は、このように精神保健のみならず、健康

な生活、犯罪の抑止などに大きな寄与をするものとなる。

4 複雑性心的外傷後ストレス障害の諸相

既述のように ICD-11 によってようやく複雑性 PTSD が国際的診断基準に登場することになった（表4）。この内容について簡略な説明を行う。

表4に示されているように、従来の PTSD の内容つまり再体験と、回避症状と過覚醒に加え、次の3つが加わったものが複雑性 PTSD である。

第1は、感情のコントロールに関する重度で広汎な問題である。激しい気分変動、ストレス因への情動的反応や、情動と行動の爆発、無謀なまたは自己破壊的な行動、解離性の症状、楽しみやポジティブな情動を体験できないこと。

第2に、自己無価値感である。自分は取るに足らぬ存在で、価値がないという持続的な思い込みや、恥辱感、罪責感、挫折感など。

第3に、対人関係の障害である。不信感に基づく人との交流を維持することの困難さである。

臨床的な立場から補記する。複雑性 PTSD の診断基準に挙げられた項目以外に、以下のような諸症状をしばしば認める。

暴力的被害の後遺症として、体の無感覚が訴えられることがある。これが治療を経て後に、徐々に、かゆみやじんじんするしびれ感、そして最後に既に治癒しているはずの傷を負った部分の痛みが感じられるようになる。すると今度は腰が痛む、皮膚が痛むといった、慢性疼痛になることがある。

また、過覚醒状態は、過緊張を引き起こすのであるが、この緊張と脱力との反復が認められる。これは次のように訴えられる。過緊張から生じる、血の気が引く感じ、喉にコルクが詰まった感じ、胃がぎゅっと痛む感じ、これが脱力になると立っているのが困難なめまい感、ふらつき感、震えなどの症状になる。過緊張に生じる継続的な動悸、頻脈と激しい便秘。緊張が緩むと一挙に虚脱に陥り、下痢や失禁、入浴中の失便すら生じるのである。

麻痺や解離の症状としては、自分が消えて消失する感じだけでなく、特技

表4　ICD-11ドラフト複雑性心的外傷後ストレス障害

極度の脅威や恐怖を伴い、逃れることが難しいか不可能と感じられる、強烈かつ長期間にわたる、または反復的な出来事に曝露された既往がある。
・次の3つの心的外傷後ストレス障害の中核要素を体験している。
　1.心的外傷となった体験後の再体験。
　2.心的外傷となった出来事の再体験を引き起こしそうなものの入念な回避。
　3.現在でも大きな脅威が存在しているかのような持続的な知覚。驚愕反応の亢進でなく減弱がみられる場合がある。
・感情のコントロールに関する重度で広汎な問題。ささいなストレス因への情動的反応性の亢進、暴力的な（情動と行動面の）爆発、無謀なまたは自己破壊的な行動、ストレス下での解離性症状、情動の麻痺、特に楽しみやポジティブな情動を体験できないこと。
・自分は取るに足らない打ち負かされた、価値がないという持続的な思い込み。これにはストレス因に関する深く広汎な恥辱感、罪責感、または挫折感が伴う。
・人間関係を維持し、他の人を親密に感じることへの持続的な困難。人との関わりや対人交流の場を常に避ける、軽蔑する、またはほとんど関心を示さない。
・個人生活、家族生活、社会生活、学業、職業などの領域の重大な機能障害。

のように少しでも不快を伴う体験の記憶を自由に飛ばしてしまう。さらには自分が行動しながら、その一方で、上から自分を他人事のように見降ろしていることもある。

　何事も、強く言われるとフリーズすることが希ではない。嫌でも肯定してしまうのであるが、しばしばスイッチングが生じ、別人格に変わり、自らの行動を激しく否定し、同時に他者への激しい攻撃行動になることもある。

　また、回避行動は一方で、挑発的な行動と直結している。性的虐待の女子がフラッシュバックの引き金になるすべてを避け、さらに匂いによるフラッシュバックや、男性のすべてを拒否する一方で、男性教諭に自ら接近しべたべた甘え、さらには男性の手を取って、自らの性器に導くなどの行動を取ることも見られる。

　対人関係がすべて支配 – 被支配、加害 – 被害というパターンになってしまうことも希ではない。

　われわれが記念日症候群と呼んでいる現象にも注意を払う必要がある。極めて過酷なトラウマ体験に対し、同じ季節が巡ってきただけで、極端な臨床

的な悪化が引き起こされる。

　これまで詳述してきたように、複雑性 PTSD の諸症状は、身体を巻き込んだ複合的なさまざまな諸症状が出現し、それらはすべてトラウマに起因する症状の再演という形になるのである。

　複雑性 PTSD と統合失調症との関係について最近になって数多くの研究が報告されるようになった。早期のトラウマ体験が統合失調症のリスク因子になるという報告が多く、そのメタ解析も行われている（Bailey et al., 2018）。しかしここでいう統合失調症は DSM-5 か ICD-11 によって診断される統合失調症であり、統合失調感情障害、その他の精神病、妄想症までも含まれているものばかりである。つまり診断そのものが科学的水準に達していない。トラウマがひとたび絡むと、症状は実に「何でもあり」になるのは先に強調した通りである。

　臨床においてみるかぎり、複雑性 PTSD が精神科医から統合失調症と診断を受けている場合には 2 つのパターンがあり、1 つは解離性同一性障害の症例がその幻聴の故に単純に統合失調症と診断されたものである。最近素晴らしい日本語訳が出たサリヴァンの『精神病理学私記』（1972、邦訳2019）を読む限り、サリヴァンはこのグループをどうやら統合失調症と診断していたようである。もう 1 つは自閉スペクトラム症の基盤の上に激しい子ども虐待がかけ算になっていて、難治性で複合的で多彩な臨床像が現れ、それによって統合失調症と診断を受けている場合である。この後者の場合は、症例によっては、幻聴はないとかあっても非常に短時間とか、被害念慮はあっても妄想ではないとか、困ったことに、DSM-5 の統合失調症の診断基準すら満たさないのに、大量の抗精神病薬の継続的な処方がなされていることも多い。発達障害以上にこのグループはわが国の精神科医の間で、まだ十分に認識されていないと感じられる。

第2章

TS プロトコールの概要

1　なぜトラウマ処理が普及しないのか

　トラウマ処理という特殊な精神療法は、ようやく専門家の注目を集めるようになった。この手技がなぜ必要なのか。それは今日、トラウマが溢れているからである。

　大震災、子ども虐待、性被害、いじめ被害、配偶者暴力などなど、これらの被害を受けた子どもと大人の治療が必要とされている。さらにこれらの問題は、世代間に連鎖を生じる。暴力も性化行動も世代を超えて伝染する。

　ところがトラウマ処理という精神療法は、標準的な精神療法の原則とは非常に異なる要素を持っている。精神療法の基本は、共感と傾聴であるが（宮岡、2019）トラウマを中核に持つクライエントの場合、この原則に沿った精神療法を行うと悪化が生じる。それだけではない。深い介入は、クライエントにフラッシュバックを引き起こし、治療の記憶そのものを吹き飛ばすことさえ生じる。その結果、治療は悪夢のような堂々巡りに陥るのである（杉山、2019）。トラウマを中核に抱えたクライエントには、トラウマ処理が必要とされる所以である。

　トラウマ処理には大きく分けると認知行動療法によるもの（トップダウン型；van der Kolk, 2014）と身体に働きかけるもの（ボトムアップ型；同上）とがある。興味のある方は拙論（杉山、2019）を見て欲しい。特にボトムアップ型のトラウマ処理の技法は、ライセンス制をとっているものが多い。トラウマの蓋を開けるということの危険を考慮すれば、それは当然のことであるが、このようなトラウマ処理の講習は実習を伴うので、その実習に必要な資格を持つスタッフの数に対応し、1回に受講できる人数に制限がある。すると現在のところ、これらのトラウマ処理技法の応募者は少なくないので、毎回の講習の度に、新たな1回分くらいの待機者が生じてしまう。結局、何度か続けて応募を繰り返す以外に技法を学ぶチャンスが得られない。さらには大変に重要な処理技法でも、最低のライセンスを得るだけの基本の習得に非常に時間とお金を要するものがある。こうした現状はトラウマ処理の普及に

おいては著しい障壁になる。

　もっと重要な事実がある。それぞれのトラウマ処理技法について活発に研修が組まれ、遅々としてではあってもライセンスを有する治療者は増えてきているはずである。ところがその割にはトラウマ処理が普及していない。実際にライセンスを有している治療者の中で、トラウマ処理を実際に行っている者の割合は2割程度という調査がある。それはなぜだろうか。

　これまで開発されてきたトラウマ処理の多くは、単回性のトラウマ、テアのいうI型トラウマのために作られており、II型トラウマ（複雑性PTSD）および発達性トラウマ障害を最初から射程に入れていなかった。トラウマ処理の実践において、I型トラウマへの処理技法を最初に学び、その治療から開始することが求められる。

　ところが今日の臨床の現場で、単回性のトラウマの症例に出会うことなどあまりなく、圧倒的にII型トラウマが多い。そこで複雑性PTSDのクライエントに、標準的なトラウマ処理を実施すると、トラウマの蓋が開いてしまい収拾がつかなくなるのである。クライエントが泣きながら診察室から逃げ出す、あるいは途中でフリーズを起こしてしまい治療中断になる……。当然、次の予約はキャンセルになって治療は頓挫する。こんな怖い思いをすると、トラウマ処理を積極的にやって行こうという意欲が起きないのは当然である。

　これは実は大変に重要な研修上の問題である。トラウマ処理の研修は、今日、複雑性PTSDへの治療に焦点を当てた処理技法から研修を実施することが、実は必要かつ現実的であるのだ。複雑性PTSDの場合、その治療は少しずつ、徐々に治療を行うことが必要になる。この治療原則、タイトレーション（titration; Levine, 2010）という考え方は、最近トラウマ処理の中で認識されるようになって来た。つまり、重症であればあるほど、安全性を担保するため、必然的にそれは簡易型の処理技法になるのである。複雑性PTSDへの簡易型処理の中に、トラウマ処理という精神療法の独自の要素が凝縮されている。そこからI型トラウマへの処理法に展開するほうが、トラウマ処理の正しい理解にもつながるのではないかと筆者は考えている。

トラウマ処理が普及しない理由の第2は、それが大精神療法になってしまうことである。最も有効性が高いことが確認されているトップダウン型処理の代表、トラウマに焦点化された認知行動療法（Trauma focused cognitive behavioral therapy：TF-CBT）（Foa et al., 2007）の場合、90分から120分のセッションを8回から16回行うことが求められる。さらに小児用TF-CBTの場合、オーダーメードのテキストを個々のクライエントごとに作る必要があり、筆者自身が治療を実施してみた実感として、1人の治療者が同時期に処理できる人数は2名が限度ではないだろうか。つまり溢れかえるトラウマ患者に対応ができない。もちろんきちんと実施ができれば素晴らしい治療効果を示すのであるが。

　さらに大精神療法になることのより普遍的な問題は、それが複雑性PTSDの本質に正面からぶつかることである。圧倒的な対人不信のさなかにあるクライエントに、2週間に1回、8回とか16回とかきちんと外来に来てもらうことが如何に困難なことか、トラウマ臨床を経験している治療者なら了解できるのではないだろうか。言い換えると、それが可能だったクライエントの治療結果を集めれば素晴らしい成果になることも当然である。

　第3に、トラウマ処理だけでは対応が困難なクライエントが存在する。代表は解離レベルが高い解離性同一性障害である。この場合には、自我状態療法というこれまた特殊な精神療法を行う必要がある。実は簡易型トラウマ処理と自我状態療法とは相性が良く、むしろ自我状態療法は簡易処理を組み合わせて始めて外来で容易な実施が可能となる（杉山、2020b）。

　普通の精神科、あるいは普通の臨床心理の外来で行う小精神療法として、特別枠を作らずに短時間に行える（さらにクライエントがドタキャンを重ねても治療可能な）簡易型トラウマ処理が求められているのである。さらに講習によるライセンス制なしで行えることが好ましい。このような処理技法とはつまり、トラウマ治療の初学者が行っても安全に実施できる治療である。

　筆者はこの十年余り上記のようなトラウマ処理技法を求めて試行錯誤を繰り返してきた。今日ようやくそのようなトラウマ処理を組み上げることができたと感じている。それがTS（traumatic stress）プロトコールである。発

達性トラウマ障害や複雑性PTSDに焦点を当てて作成された、治療パッケージである。

2　簡易型トラウマ処理とは

　筆者がTSプロトコールに至った試行錯誤をミニマムに振り返ってみたい。筆者はEMDRの研修を受け、さまざまなレベルのトラウマの症例に実施してみた。重症のトラウマの症例に、スタンダードなEMDRによるトラウマ処理を実施すると、フラッシュバックの蓋があいて、収拾がつかなくなるというのは、筆者自身の経験でもある。そこで、ASDのタイムスリップに用いていたチャンスEMDRを援用してみた。ASDの場合、2つのことができないので、パルサーを用いて左右交互刺激を与え、ターゲット記憶を想起させながら受け身での両側刺激を行った。さらにASDでは記憶の構造が異なっているので、連鎖的なトラウマ記憶の改善が認められず、ほぼ1つの不快記憶のみの処理を1回ごと行う必要がある。その代わりこの1つの記憶のみの処理は数分間で終了する。これをチャンスEMDRと命名していたのである。この短時間のパルサーを用いた処理を行ってみると、比較的安全な処理が可能であることに気づいた。

　このようなトラウマ処理を何度も行ってゆくなかで、腹、鎖骨、首、頭と下からパルサーを当て、胸郭呼吸を加えた4セット法（TSプロトコール）に辿り着いた。やがて、この実施のなかで、**身体の不快感、違和感をターゲットとして記憶の想起をさせないほうが安全である**ことにも気づいた。さらに、4セット法でも除反応が起きる症例に対し、手動による両側刺激のほうが有効で安全なことに気づいた。そこから処理後に違和感が残る症例に対しても手動処理が有効であり、徐々にセルフでの処理に移行するために、最初からパルサーと手動処理とを組み合わせて実施するようになった。

　一般的な精神療法の原則は、共感と、傾聴である。ところが複雑性PTSDのように、重症のトラウマ体験を中核に持った症例の場合、傾聴型の受容的なカウンセリングは禁忌であると言ってよい。傾聴、時間をかけた対応、枠

が示されない対応、具体的な内容に欠ける抽象的なやりとり、このすべてが悪化を引き起こす。なぜ禁忌なのか。フラッシュバックの蓋が開いてしまい収拾がつかなくなるからである。子どもに行われることが多いプレイセラピーも傾聴型のカウンセリングと実はまったく同じで、トラウマを抱える子どもには余程そのことを意識して、枠を設けない限り、ほぼ禁忌である。筆者の元に紹介されて受診した子どもの中には既に他の医療機関で数年以上の治療歴がある症例も少なくない。その中に、長期にわたってプレイセラピーが行われ、治療は続いたが臨床的にはどんどん悪化してついに転医となったという症例が何と多いことか。

なるべく短時間で、話をきちんと聴かないことが逆に治療的であり（！）、具体的な内容に徹することが重要である。子ども、成人問わず、1日のスケジュール、健康な生活、睡眠、食事、身体の調子など、健康に関する項目が最も大切で安全である。その上で、トラウマ処理という特殊な精神療法を、短時間に、繰り返し実施することが何より安全である。このような治療技法とはすなわち簡易型処理である。簡易型処理こそ、重症のトラウマを中核に抱える症例に対する基本的な治療なのである。

これまで開発されてきた治療技法の中で、このような短時間の処理が可能な技法と言えば思考場療法（Thought field therapy; TFT）が挙げられる。後述（第7章92頁）するように、TSプロトコールによる簡易型処理はTFTと同時に用いることが可能であり、相互に補完する働きがある。

3　TSプロトコールの概要

TSプロトコールは、フラッシュバックの軽減と治療に焦点を当てた、簡易型トラウマ処理技法である。治療の開始に当たって初診では他の精神科疾患と同等に、トラウマ歴を含むきちんとしたインテークが当然ながら必要であり、時間をかけた面接が必要であるが、再来において実際の治療に要する時間は5分間から10分間程度であり、4回から6回程度の治療によって、フラッシュバックは著しく軽快する。つまり一般的な精神科外来における保険

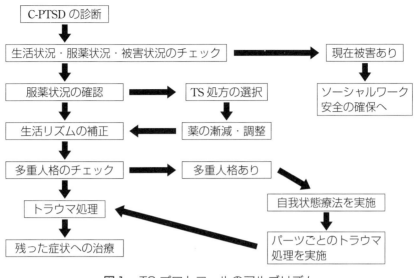

```
┌──────────────────┐
│  C-PTSD の診断   │
└──────────────────┘
        ↓
┌────────────────────────────────┐        ┌──────────────┐
│ 生活状況・服薬状況・被害状況のチェック │ ────→  │ 現在被害あり │
└────────────────────────────────┘        └──────────────┘
        ↓                                         ↓
┌──────────────────┐      ┌──────────────┐   ┌──────────────┐
│ 服薬状況の確認   │ ──→  │ TS 処方の選択 │   │ ソーシャルワーク │
└──────────────────┘      └──────────────┘   │ 安全の確保へ │
        ↓                       ↓             └──────────────┘
┌──────────────────┐      ┌──────────────┐
│ 生活リズムの補正 │ ←──  │ 薬の漸減・調整 │
└──────────────────┘      └──────────────┘
        ↓
┌──────────────────┐      ┌──────────────┐
│ 多重人格のチェック │ ──→  │ 多重人格あり │
└──────────────────┘      └──────────────┘
        ↓                       ↘
┌──────────────────┐      ┌──────────────────┐
│  トラウマ処理    │ ←──  │ 自我状態療法を実施 │
└──────────────────┘      └──────────────────┘
        ↓                       ↓
┌──────────────────┐      ┌──────────────────┐
│ 残った症状への治療 │      │ パーツごとのトラウマ │
└──────────────────┘      │ 処理を実施       │
                          └──────────────────┘
```

図1　TS プロトコールのアルゴリズム

診療による治療で十分に実施が可能である。

　TS プロトコールは次のものから成り立っている。

　1．TS 処方：これは向精神薬の極少量処方と漢方薬の組み合わせである。

　2．TS 処理：パルサーと手動による簡易型処理。

　後述するように、簡易型処理は、最初から、パルサーを用いる左右交互刺激と手動による左右交互刺激による処理を組み合わせて実施する。治療を通してフラッシュバックが軽減し、1クールが終了する時には必ず、手動処理でのフルセットの治療をクライエントに教え、クライエントみずから処理を行うことができるようにしてゆく。

　3．TS 自我状態療法：解離性同一性障害の併存症例に用いる。目的を部分人格同士の協働ができることにおき、人格の統合を目指さない。部分人格間のコミュニケーションが可能になり、相互の協力ができれば終了である。自我状態療法に簡易処理を組み合わせて実施すれば、1回のセッションを10分間から15分間程度で行うことができる。さらに、実際に治療を行ってみると、自我状態療法が必要なのは3セッションから5セッション程度であるこ

とが多い。

TSプロトコール全体の治療のアルゴリズムを図1に示す。

4　TS処方——極少量処方と漢方薬

複雑性PTSDへの薬物療法に際して、これまでの精神科薬物療法の常識から離脱することが必要である。抗うつ薬、抗不安薬はなるべく用いないほうがよい。抗うつ薬は気分変動を増悪させ、抗不安薬は意識水準を下げ抑制を外すので行動化傾向を促進してしまうからである（杉山、2015）。複雑性PTSDの気分変動は、双極性障害ではない。バルプロ酸ナトリウム（デパケン）の相当量を服用している成人をしばしば見るがぼんやりするだけで無効である。成人で、抑うつが著しく、どうしても抗うつ薬が必要な時には、デュロキセチン（サインバルタ）20mgの服用が推薦される（中西他、2019）。筆者の経験では、この薬物において躁転を引き起こすことが大変少なく、これ以外の抗うつ薬はいずれも躁転や気分変動増悪の危険性が高いからである。ただし20mg以上を処方しないことが重要である（第4章53頁に詳述）。抗うつ薬の服用による医原性の増悪にはもっと注意を払う必要がある。気分変動が強くなれば、子どもへの加虐が増悪し、さらに自身の自殺企図が増す。複雑性PTSDへの薬物療法は何よりも安全性を主眼とする必要がある。

一方、抗不安薬は子どもも大人もほぼ禁忌と言ってよい。成人の不眠に対して、スボレキサント（ベルソムラ）は悪夢が多く、クライエントに嫌われることが多いため、どうしても抗不安薬系の睡眠薬の処方が必要なことがあるが、筆者は、ブロチゾラム（レンドルミン）0.125mg（半錠）以上を出さないように心がけている。この量であればこの処方に依存的になったとしても意識状態を下げるという副作用をもたらすことが少ないからである。

さらに大量の抗精神病薬の処方も好ましくない。こちらもぼんやりするだけで無効だからである。薬が入っているうちはぼんやりしているが、減らせば元に戻るだけで何ら治療にならない。解離性同一性障害の併存例で解離性

幻覚が認められる症例も多いが、解離性幻覚は抗精神病薬に大変に強く無効と断言できる。むしろ余りに薬物抵抗性がある幻覚の場合には、解離性ではないかと疑ってみる必要がある。

　極少量処方について説明する。われわれは薬剤の効果に関し、直線的なモデルを想定していることが多い。つまり少量で無効、適正な有効量があって、それを過ぎると中毒量になるというモデルである。ところが実は、このモデルに適合しない薬物（非直線的（non-liner）モデル）がたくさん存在する。1つはホルモンである（Rassoly et al., 2013）。ホルモンであれば微量でも大きな働きを示し、量が多いほど良い効果があるわけではないことは直ちに理解できるであろう。もう1つは毒物である（Vom Saal et al., 1997）。微量で非常に強い作用を生じ、量を上げてゆくと、逆に作用が減じるということも例外ではない。乱暴な言い方になるが、向精神薬というのは毒物の一種と考えれば、非直線的な働きを示しても不思議ではない。

　炭酸リチウムが地下水に含まれている地域において、自殺率が周囲より明らかに低いという報告が世界のいくつもの地域から示されている（Ohgami et al., 2009, 杉山、2015参照）。一方、極少量のアリピプラゾールは炭酸リチウムの極少量と組み合わせた時に、子どもも成人も気分変動を抑制し、極少量のリスペリドンは、同じく攻撃的な噴出を抑える。ラメルテオンは半錠、1錠で用いれば睡眠薬であるが、0.1錠で用いるとメラトニンの賦活作用のみで翌日の副作用などが少ない。

　このような少量処方は発表した当時、ほとんど反響がなかったが、高名な小児科医で積極的に用いられる方が現れた（冨田、2020）。主に発達障害のお子さんに用いられている。発達障害も、慢性のトラウマも共に、統合失調症でもうつ病でもてんかんでもないので、それぞれの疾患のための処方とは異なった内容になるのは当然である。

　漢方薬は、神田橋條治（2007, 2009）によって見いだされた組み合わせ（いわゆる神田橋処方）が、フラッシュバックの特効薬である。桂枝加芍薬湯と四物湯の同時服用であるが、桂枝加芍薬湯は桂枝加竜骨牡蛎湯、あるいは小健中湯に、四物湯は大全十補湯に置き換えることができる。フラッシュバッ

表 5　薬物療法　TS 処方（杉山、2019）

TS 処方 1 気分変動が中心 （双極Ⅱ型類似）	アリピプラゾール（エビリファイ）0.2〜0.4mg、 炭酸リチウム（リーマス）1 〜 2 mg、 ラメルテオン（ロゼレム）0.8mg 分 1 、寝る 2 時間前に 桂枝加芍薬湯（もしくは小建中湯）2 包、 四物湯（もしくは十全大補湯）2 包 分 2
TS 処方 2 攻撃的な 言動が問題	リスペリドン（リスパダール）0.2〜0.4mg、 炭酸リチウム（リーマス）1 〜 2 mg、 ラメルテオン（ロゼレム）0.8mg 分 1 、寝る 2 時間前に 桂枝加芍薬湯（もしくは小建中湯）2 包、 四物湯（もしくは十全大補湯）2 包 分 2
追加眠剤等	不眠が強い場合 ブロチゾラム（レンドルミン）0.125mg頓用もしくは スボレキサント 5 〜15mg頓用 抑うつが著しい場合 デュロキセチン20mg 分 1

クに有効な漢方薬は上記以外にも、柴胡桂枝湯、女神散などがあり、前者は
フラッシュバックに対する頓服として、後者は月経前症候群が強い場合に用
いることができる。

　筆者はトラウマを中核に持つ不安定な親子に対し、親にも子にも漢方薬と
極少量の向精神薬を用いるようになった（杉山、2019）。表 5 にそれをパッケ
ージ化した処方（TS 処方）の組み合わせを示した。

　TS 処方による薬物療法の最大のメリットは安全性である。複雑性 PTSD
の場合、治療の中断も多ければ、過量服薬による事故も極めて多い。この点
TS 処方の場合、治療が中断されようが、1 ヵ月分を服用されようが何も起
きない。漢方薬については、過量服用というのは事実上不可能で筆者は 1 例
も経験がない。

5　TS処理──簡易型処理の実際

a. 左右交互刺激

　複雑性 PTSD のクライエントにトラウマ記憶の想起をさせると、限りなく溢れだしてしまい、収拾がつかなくなる。しかし、このトラウマ記憶は絶えずフラッシュバックが生じているため、身体の不快感として常在する。この身体的不快感、あるいは違和感を標的として、**記憶の想起をさせないで処理を実施する**ほうが安全かつ有効に処理ができる。中核は左右交互刺激と呼吸法である。筆者は左右交互の振動を生じるパルサーと呼ばれる EMDR（眼球運動による脱感作と再処理治療）の治療器具を用いている。呼吸法は胸郭呼吸によって、地面から呼気を吸い、頭頂から吐き出すという強い呼吸であり、座禅・ヨガの腹式呼吸と異なることに注意が必要である。

b. パルサー

　パルサーはインターネットを介して個人輸入になるが入手することができる。2種類ありテラタッパーというパルサー（図 2: Theratapper, 2021）と、ニューロテック社の製品（図 3: NeuroTek, 2021）とがある。実はニューロテック社の新しいパルサーはお勧めできない。新しいパルサーは高価であり、しかもデジタルになっていて、振動回数の微調整ができず著しく使いにくいものになってしまったのである。一方、テラタッパーは振動がニューロテック社のものよりも荒く、不快な振動にならないために調整を行う必要がある。またテラタッパーはカウンターが付いていないので、左右交互刺激を自分で数える必要があり、この点が非常に不便である。

　脱線であるが、特にニューロテック社のパルサーは、振動端子のプラグの接続の部分の強度が不足していて、筆者のようなハードユーザーの場合、数年おきに振動端子が片方しか動かなくなり、その都度、新しいものを個人輸入で購入して来た。もっと丈夫で使いやすく、できれば美しい和製のパルサーができないものだろうか。実は日本のメーカーに作成の依頼をしていると

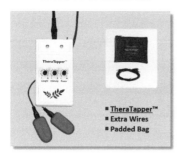
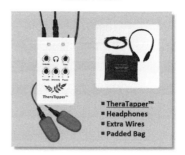

図2　テラタッパー

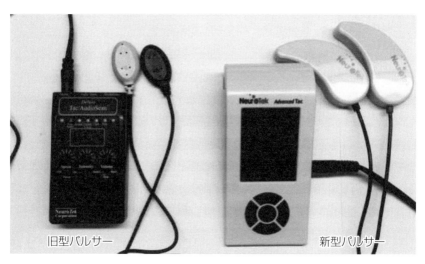

図3　ニューロテック社製パルサー

ころである。

c. TS 処理の実際

　最初にクライエントの脈を測り、パルサーのスピードを脈に合わせて決める。これはクライエントが心悸亢進した時に、どの程度の早さになるのかを

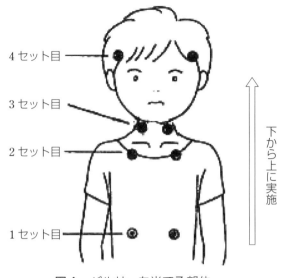

図4　パルサーを当てる部位

想定して、現在の脈拍よりも早い速度に設定する。ついで以下の4つの部位に、パルサーを当て20回程度の交互刺激をくわえ、刺激を加えた後に、胸郭呼吸による強い深呼吸を行う。最初に腹（両側肋骨の辺縁）、次いで鎖骨下縁、次に頸（頸動脈の部位）、最後に頭（両側のこめかみ）、と4ヵ所に下から上に向かって左右交互刺激と深呼吸を繰り返し、身体の不快な違和感を頭頂から上に抜くのである（図4）（杉山、2018, 2019）。

　この4セットによる簡易処理を終了後、**身体の違和感**を尋ね、違和感のある部位に、さらにパルサーによる処理か、この後述べる手動による両側刺激を加える。たとえば、胸の辺りに違和感があれば、鎖骨の部位に両手でのタッピングを30回ほど行い、胸郭呼吸をする。また喉の辺りに違和感がある場合は、鎖骨および後勁部に両手で同じく30回のタッピングと胸郭呼吸を行う。こうして数分の処理で身体の不快感を抜くことができる。**この身体的不快感を抜くという治療を4〜6回行うと、フラッシュバックそのものが軽減する。このことが筆者の発見である。**1回のセッションはせいぜい10分間もあれば出来る。繰り返すが、このような、トラウマに直接触れず、短時間で行える

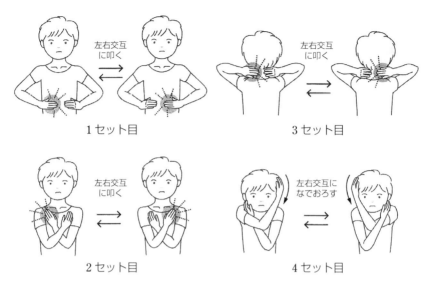

1セット目 | 3セット目

2セット目 | 4セット目

図5　手動処理（杉山、2019）

処理こそ、複雑性 PTSD の治療としては最も安全な治療である。

　手動処理のタッピングの部位は4セット法と同じ箇所への左右交互タッピングである（図5）。腹、鎖骨、頭の部分は両手でパタパタと20回から30回やわらかく叩き、胸郭呼吸を行う。頭は頭頂から下に両手を用いて交互になで下ろすという両側刺激を20回程度行い、その後に胸郭呼吸を行う。ちなみに手動処理の時に、鎖骨と頭の部位に関しては、両手を交差させて対側に両側刺激を加えるほうが、効果がより高い。この「交差」の効果についてその理由を筆者は説明ができない。パルサーを用いないで最初から手動処理のみでトラウマ処理を行うことも可能である。パルサーの処理よりもさらに安全性が高く、またライセンス制を取っていないので自由に行っていただいてよい。手動処理のみで複雑性 PTSD への治療が可能である（杉山ら、2019）。手動処理の具体的なやり方は、拙著（杉山、2019）の中の QR コードから動画で見ることができる。

　子どもの場合には、鎖骨への2セット（同側、交差；パルサーを交差させ対側に当てる）から3セット（腹、鎖骨、頭 or 腹、鎖骨、鎖骨交差など）でよい

ことが多い。これはおそらく子どものボディーイメージに関係するのだろう。子どものボディーイメージは年少児であればあるほど、延長のない丸い存在である。成人のように下から上にパルサーを当ててゆき、身体の違和感を抜かなくとも、中心部に位置する1ヵ所、あるいは身体の中心部の2ヵ所（腹部と鎖骨部など）への左右交互刺激で、身体的違和感を和らげることが出来る。子どもの場合も同様に、この簡易型処理を4－6回、つまり2週間おきの外来では3ヵ月ほど行うと、フラッシュバックが軽減してきて、日常生活の中でフラッシュバックに振り回されることが減ってくる。子どもへの実施の詳細については、章を立てて説明を行う（第4章42頁以下）。

6　愛着の修復

　子ども虐待の後遺症は、1つはフラッシュバックであり、もう1つは愛着障害と総括される問題である。複雑性PTSDのクライエントに溜め込み症が生じることは希ではない。また複雑性PTSDに見られる摂食障害も、愛着障害の1つの症状と考えられる。ここではその対応についてのみ記したい。

　これまで成人になってからの修復は不可能と筆者は考えてきたが、いくつかの臨床家による技法が開発されるようになった。1つは、嶺輝子の開発したホログラフィートークを用いる方法である。また神田橋（2020）がいくつかの愛着の修復方法を考案している。中でも神田橋による「コアラの気功」は秀逸である（第4章2節、49頁を参照）。

　TSプロトコールはトラウマに起因するフラッシュバックの治療に焦点を当てた治療技法である。したがって、子ども虐待の後遺症という視点から見たときに、愛着障害の部分の治療を目標としていない。ただしフラッシュバックが軽減されれば、愛着の形成および修復において、よい影響が与えられることは言うまでもない。親子が、成人同士が相互にフラッシュバックの嵐の中に生きているのでは、愛着の修復どころではなくなるからである。

　くれぐれも強調をしたいのは、TSプロトコールの実施によって、複雑性PTSDの治療がすべて終了するわけではないと言う事実である。長年にわた

る愛着障害の修復という困難な作業がある。さらに複雑性 PTSD を生きてき
た人は、劣悪な適応状態の中に生き延びてきていることが普通である。クラ
イエントの社会的な適応全体が向上しなくては治療にならない。精神医学的
治療に並行して、ソーシャルワークの実施が必要不可欠である。

第3章

治療の実際

1　治療への導入（1回目）

実際に治療を行うときの便宜のために、症例への治療経過を、架空症例を通して記述してみる。この症例は基盤となる実例は存在するが、匿名性を保つため、いくつかの症例の合成を行っている。理念型としてお読みいただきたい。

　症例は30代男性 A、父親、母親からの激しい体罰、叱責されたときに裸で外へ出され、家の中に入れてくれない、おまえは何をやってもダメだという叱責、さらに父親から性器を強く握られるという性的虐待を受けて育った。高卒後、会社員として働いた。希死念慮と抑うつ、気分変動のため長年にわたり精神科を受診し入院歴もある。A は、結婚歴はなく、現在も独身で、男性女性問わず恋人はいないという。真面目に仕事をこなしているが、激しい抑うつの波のため、仕事の継続が出来なくなることが数年に1度生じ、現在も失職すれすれである。A は独居しており、両親との関わりを絶とうとしてきたが、両親からのさまざまな働きかけがこれまで続けられてきた。A は親が私立探偵を雇って自分の居所を探させているのではないかと言う。こうして長年の治療を受けてきたが軽快がなく、紹介されて受診し治療を開始した。

2　初回治療

　上記の病歴の確認に加え、幻覚について問うと、昔、名前を呼ばれる幻覚があった時期があるが、現在はないという。また記憶の断裂はなく、自分が覚えていない間に色々なことをやってしまうという経験はなく、またスイッチングもないと思うとのことであった。昨夜の夕食などは想起が可能であった。また最低限仕事はこれまで行って来ており、落ち込みがひどくない時には、ちゃんと働けているとのことである。暴力事件などを生じたことはなく、飲酒もひかえているとのことである。

　これまでの服薬はセルトラリン50mg、バルプロ酸ナトリム400mg、フルニ

トラゼパン 1 mgの処方がなされていたが、睡眠薬以外の薬に関してはＡの拒否が強く、きちんと飲めていないとのことであった。

　次のようにトラウマ処理の基本を患者に伝えた。

　「親からの虐待を受けるとさまざまな後遺症が起きますが、その中でもフラッシュバックと呼ばれる辛い嫌な記憶に襲われることが起きてきます。これは記憶と言うより再体験に近いのではないかと思います。この記憶をなくすことは出来ませんが、記憶にまつわる嫌な気持ちを軽くすることはできます。嫌な気持ちを軽減して行くと、フラッシュバックそのものが軽くなって来ます。このことがわれわれの発見です。その治療をしましょう」

　Ａはいつも父親や母親の映像を必死に抑えている状態とのことである。治療が出来るのかと半信半疑の様子であった。

　「今日は、まだフラッシュバックの特効薬の漢方薬の服薬がなされていないので、フラッシュバックを扱うのは危険性があり本格的な治療はまだできません。どのようなことをするのかだけ紹介をさせてください」

　Ａの許可を得た後に、パルサーを握らせ、短時間スイッチを入れ、「こんな具合に、左右交互に振動を出す機械を用います。さらに呼吸法が大事です」とパルサーを紹介し次のように指示した。

　「この２週間ぐらいの間に、少し嫌なことはありませんでしたか。すごく嫌なことは駄目です。嫌さを10点満点で評価したとき、すごく嫌なことを10点、まったく嫌ではないことを０点として、５−６点ぐらいの出来事がよいです。職場での同僚との気持ちの齟齬とかそんなことです」

　Ａが「あります」と言うので、「その少し嫌なことを思い浮かべると体に嫌な気持ちが浮かぶと思います。からだの何処に嫌な気持ちが浮かびますか」と問うと、Ａは胸のあたりを指した。と同時に「嫌な気持は全身に感じるのですが」と述べた。

　「全身に広がる嫌な気持ちは系統的に抜いて行かなくてはなりませんので、今日は出来ません。次回から行います。少し嫌な出来事について、頭からいったん取り去っていただき、その少し嫌な出来事を考えたときの嫌な胸の辺

りの気持ちに集中してください」と伝え、胸の部位にパルサーを当てるようにお願いした。

　「左右交互に振動を入れます」と20回の左右交互刺激を行い、「強い深呼吸を１つしてください」とＡの深呼吸に合わせて、治療者も一緒にＡに合わせて深呼吸を行った。

　「嫌な気持ちは少し軽くなりましたか？」と確認すると、「はい」と返事があったので、「先ほど言われた少し嫌なことをもう一度思い浮かべてください」と述べた。

　Ａは「ああ少し軽くなりました」と一度は言ったが、「また不快な気持ちになって来ました」と顔をしかめた。

　「ほら、短時間でも少しだけ軽くなったでしょう。Ａさんはたくさん嫌なことがあったので、簡単に治療ができませんが、この効果を使って、少しずつ嫌な気持ちを抜いてゆくのです。嫌な気持ちが抜けてゆくと、フラッシュバックそのものが軽くなって来ますので、漢方薬などをちゃんと服用していただいて、次回からそれを一緒にやって行きましょう」と告げた。さらに、「今日はいろいろなことを伺ったので、それだけでもフラッシュバックが強くなってしまいます。お願いをしたいのは、できるだけ、フラッシュバックの内容を追わないようにして欲しいということです。昔のことをできるだけ思い出さないようにしてください。それでも今日や明日は嫌な夢が出るかもしれませんが、数日の内に軽くなると思います」と述べ、次回を約束し別れを告げた。

　初回時の面接の前に評価を行った出来事インパクト尺度（IES-R）78点、ベックのうつ病尺度（BDI-Ⅱ）45点と大変な高得点であった。

　漢方薬としては、イライラが強いので、桂枝加竜骨牡蛎湯２包と十全大補湯２包、炭酸リチウム２mgとアリピプラゾール0.2mg、ラメルテオン0.8mgの処方を行った。

3　トラウマ処理（2回目〜7回目）

2回目

2週間後にAの再来診療を行った。

Aは、「前回の後、嫌な夢が数日続きました」と述べたが、漢方薬と粉の薬は服用が出来ていると言う。睡眠を確認すると、薬を飲めば眠れるようになったが、12時過ぎに寝て、4時頃には目が覚めてしまうので、そこで起き上がって家事をやっているという。昼間に眠くなるので昼寝をしているという。同時に、ここまで不調になるとは予想していなかったと、前回の面接からむしろ悪化している状況を訴えた。

「睡眠は大変に重要なので、しばらく睡眠のための薬を飲んでください。それから夜中に目が覚めた時に、起きてしまわずにトイレぐらいでもう一度眠れないか、布団に入ってください」とお願いし、前回の処方に加えてスボレキサント10mg錠を処方した。

「漢方薬の服用が出来ましたので、今日から本格的なトラウマ処理が出来ます。4回から6回ぐらいの治療で、大分軽くなりますから、そこまでなんとか頑張ってください」と述べると、暗い顔になって「先生、自分はこれから生きていってよいのでしょうか」と述べた。「これまでなんとか生きてこられたし、これからも生きて行けると思いますよ」とだけ述べてトラウマ処理の過程に入った。

まず脈を測り、パルサーのスピードを調整した。その上でパルサーを握らせ、指示を出した。

「1セット目はお乳の線を下に降ろして肋骨の外れです。2セット目は、鎖骨の下です。鎖骨の出っ張りの数センチ下、数センチ外側にぐっと押すと痛いところがありませんか」と確認をし、「そこが2セット目です」と説明をした。「3セット目は頸の頸動脈の前、4セット目はこめかみです」とそれぞれの位置を両手で示しながら、「パルサーを握って、握ったまま体に当

ててください。握る理由は両手の合谷というツボにも刺激を与えたいからです。ここに刺激が入ると、脳の興奮が下がることが知られています」と説明を加えた。さらに「左右交互刺激を20回ぐらい行います。その後で、肩呼吸で強い深呼吸を1つだけしてください。パルサーを握っている間は楽にしていただき、20回ぐらいの左右交互刺激の後、OKと言いますので、強い深呼吸を1回だけしてください。では行きます」とパルサーのスイッチを入れ、1回目の処理を開始した。

20回ぐらいの左右交互刺激の後、「OK」と声を掛けてAと一緒に呼吸を合わせて深呼吸を行った。続いて2セット目に入った。

鎖骨の部位に左右交互刺激を行い、同じく一緒に深呼吸を行った。Aの深呼吸が不十分なので、「呼吸は腹式呼吸でなく強い肩呼吸で、イメージとしては地面から気を吸って頭のてっぺんに抜くという感じでやってください」ともう一度深呼吸を行った。

次いで、3セット目の勁部、4セット目のこめかみの左右交互刺激と深呼吸を行った。

その後、「体をチェックしてください。もやもやが引っかかったり残ったりしているところがありませんか」と尋ね、呼吸の抜けが不十分であった鎖骨の辺りを示し、「鎖骨から頸の辺りのモヤモヤはいかがですか？」と尋ねた。

Aは「はい、鎖骨の辺りにモヤモヤがあります」と述べたので、「手動で処理しますので一緒にやりましょう」と、鎖骨部の手動処理、さらに頸の手動処理を一緒に、それぞれ1セットずつ行った。「もう一度チェックしてください」と言うと、Aは「あ、少し楽になった気持ちがします」と述べたので、「最初の処理はこれで終了です」と告げた。

2回目の治療は全部で10分程度であった。

3回目

自分に親から手紙が来たが、開封をためらっているという相談が最初にあった。開封をしないようにアドバイスを行った。睡眠に苦労しているが、な

んとか寝ているという。

　さらにＡは暗い顔をして、「自分は生きているという実感がずっとないのです。生きていってよいのでしょうか」と前回の話を始めた。

　「トラウマ処理が１クール終わるまでちょっとその話は待っていただけないでしょうか」とＡにお願いし、治療を開始した。

　「前回と同じです、４セットで行いますので、パルサーを握って、握ったまま腹、鎖骨、頸、頭に当てて、左右交互刺激の後に肩呼吸で深呼吸を１回してください」とパルサーを握らせ、治療を開始した。

　パルサーを当てて行くと鎖骨のところでＡは、「あれ、この振動が、気持ちが良いです」とぽつりと述べた。さらに頭のところでも「あ、ここもすごく振動が心地よい」と言った。

　４セット終了後に体の感じを尋ねると、鎖骨のあたりのもやもやがまだ残ると述べたので、手動で、鎖骨、首、頭と追加をした。するとＡは「振動がすごく気持ちが良かったので、もう一度やっても良いですか？」と聞いてきた。そこで再度、４セットを行ったが、今回、首の部位は後頸部に当ててもらった、するとＡは「ここのほうが良い感じです」と述べたので、「次回も後頸部に当てるようにしましょう。抑うつが強いので頸動脈の前に当てていましたが、フラッシュバックが強いときは後頸部のほうが良いので、そうしましょう」と説明した。Ａは「少しスッキリしました」と述べ、顔は少し晴れやかになった。

　この治療も10分程度であった。

４回目

　顔を合わせるなり、「すごく嫌な夢を見ました。自分が溶けてしまう夢です」とＡは語り始めた。昔から繰り返し見ている夢で、卵が登場し、それが大きくなると孵化して中からゾンビが出てきて、それに体を溶かされ、食べられている最中に目が覚めるのであるという。Ａはこの話を続けたそうであったが、「トラウマ処理が一段落終わったら、夢のお話も伺いますから」

とその話を打ち切り、パルサーによる処理に入った。

　今回は、通常の4セットに、後頸部にも当てるようにして、計5セットの簡易処理を行った。Aは「すごく気持ちが楽になりました。夢でモヤモヤしていたのが少し抜けました」と言ったが、まだモヤモヤがあるという。「もう1回パルサーをしても良いでしょうか」と言うので、「それなら手動で一緒にやってみましょう」と提案し、一緒に、腹、鎖骨、後頸部、頭と4セットの手動処理を行った。

　Aは明るい顔で、「ああ、すっかり気持ちが楽になりました」と述べたので、「この手動処理は、ご自分で1日何度でも行ってみてください」と勧め、この回を終了した。

　この治療も10分程度であった。

5回目

　Aは顔を合わせるなり、前回の治療の後から親に対して怒りがこみ上げてきていると訴えた。前回述べたゾンビに食べられる夢を続けて話し、自分の中にゾンビがいるのではないかと恐れているということを切々と訴えた。このままでは、いずれ自分が他の人を傷付けてしまうのではないかとおそれているという。

　「Aさんのような体験をした人が自分の中に別の自分がいることはよくあるので、1クール治療が一段落したところで、必ず取り上げて治療を試みてみますから待ってください」とお願いをして、4セットの治療を開始した。

　少し怒りが強まっている様子なので、腹の部位のパルサーを同側と対側へ交差させてと2回行い、さらに前回と同様に、首の部位は後頸部に当て、計5回のパルサーを用いた簡易処理を行った。その後、身体の感覚を尋ねると、胸の辺りに少しモヤモヤがあるというので、さらに手動で、鎖骨、首（後頸部）、頭を手動で3セット行った。

　Aは、「軽くなりました」と笑顔を見せ、同時に、この手動での処理を1日数回行っているという。次回か次々回ぐらいで1クールの治療になることを告げ、治療を終了した。今回も10分間程度であった。

6回目

　顔を合わせるなり、「先生、自分の生きている原動力は、憎しみだと言うことがわかりました」と話し始めた。「親への憎しみです。どうも自分の中にゾンビがいるのではないかと考えるようになってきました」という。だが言葉の内容とは裏腹に表情はとても明るい。

　「あなたのような育ちの方が、自分の中にもう1人の自分が生まれることは、珍しいことではないので、トラウマ処理の後に、そのゾンビさんにアクセスしてみましょうね」と答え、「いつもの通りにやりましょう」と簡易型処理を開始した。

　今回は、腹、鎖骨、後頸部、頭、と四つの部位で処理を行った。

　Aは明るい顔で、「すごくスッキリしました」と述べ、違和感は残っていないという。

　「それでは、ゾンビさんにアクセスしてみましょう」と提案し、自我状態療法に入った。

　「自分の体の中で一番安心感のあるところは何処ですか？」とたずねると、Aは頭の辺りを指さした。

　「では、頭の辺りに緑の芝生の公園があるとイメージしてください。イメージが出来たらOKと言ってください」

　OKが出たので、「緑の芝生の公園の上に小さな家があります」

　「家の中に入ってください。ここはAさんのこころの家で安全な場所です」

　「家の中に入ったら皆出てきてと声をかけてください」

　Aは小声で「皆出てきて」と声をかけた。

　「誰かいますか？」

　「いいえ誰もいません。自分だけです。でも気配はあるのですが」

　「では地下に行く階段を探してみますか？」と聞くと、Aは「地下は怖いから嫌です」と答えた。

　「わかりました。地下は止めましょうね。気配はあるのでね」

　Aが「はい」と答えたので、次のように指示した。

「たぶん聞こえていると思いますから次のように言ってください」

Ａがうなずくのを待って、

「皆、平和共存、１人も消えなくて良い。皆大事な兄弟。皆でコミュニケーションをして行きましょう」

Ａは直にそのまま声を出して言葉を繰り返した。

Ａに対して、「ゾンビさんにも聞こえていると思います。ゾンビさんともコミュニケーションをしましょう。今日はこれまでにしましょう」と伝えた。

Ａに対し、部分人格が生まれる理由を次のように説明した。「辛い体験をすると、その体験を抱えきれなくなって記憶から弾き飛ばしてしまいます。その飛ばされた記憶が核になって、もう１人の自分が育ってゆくのです。だからゾンビさんはきっとそんな部分人格で、たぶん、Ａさんの守り手なのだと思います」

Ａはじっと考え込んで、「そういえば、自分の描いたゾンビの絵を見た看護師が、優しそうですね、と言っていました」とポツリと述べた。

Ａに対し、「Ａさんのお父さんお母さんに対して、ノーのワークをしておきましょう」と提案した。

「Ａさん、最初にお父さんのイメージを目の前に思い描いてください」「両手を肩のところから強く前に出して、手のひらでそのイメージを押しのけて『ノー』と力強く言ってください。一緒にやりますよ」

そして、「ノー」と３回ほど、一緒にノーのワークをした。

次いで、「今度はお母さんです」と述べ、お母さんに対しても「ノーのワーク」を一緒に３回行った。

「トラウマ処理はだいぶ進んで来たようですね。そろそろ１クールを終了しても良いかもしれません」と告げてこの回を終えた。

今回は、自我状態療法を実施したので、15分ほどの面接時間であった。

7回目

今回も、顔を合わせるなり、「先生、夢が変わりました」と言った。「ゾン

ビさんの姿がすっかり変わってきました。それから夢の中で親が出てきても、すごく距離が離れていました」と続けた。手動処理は毎日やっていて、良く眠れているという。

「Aさんちょっと待ってくださいね。先にパルサーをさせてください」と、話したそうなAを留めて、パルサーによる処理を行った。

腹、鎖骨、頸の後ろ、頭と4セットを行うと、Aは「手動もスッキリしますが、なんと言ってもこのパルサーが気持ちが良いです」と笑顔で語った。世界が明るくなったような気がしていると。また夢の中にゾンビさんが出てきたが、色が緑色で、よく見るとカエルになっていたという。これまでのことを思い出し、ゾンビさんが実は自分を守ってくれていたのだとよくわかったという。夢の中では、自分と親との間に、ゾンビさんがいたという。

手動も出来ているし、1クールトラウマ処理は終了と考えて良いと告げ、次回から可能であれば薬の減薬を開始することを伝えた。このセッションも10分間ほどであった。

1クール終了ということで、尺度の評価を行った。IES-R 50点、BDI-II 32点であった。前回より軽快したもののまだ高い点数であった。しかしAは、「これからやって行けるかどうか不安ですが、親からすごく距離が取れた感じがします。長年のフラッシュバックもすごく軽くなりました」と明るい顔で述べた。

今回の治療は10分程度であった。

まとめ

子ども虐待の既往がある成人である。親との葛藤を抱えた状態が続き、気分変動と抑うつが著しく、TSプロトコールによる治療を行った。パルサーを用いた簡易処理を6回ほど繰り返し、自我状態療法も1回行い、全体としての軽快を得た。この治療において明らかなように、TSプロトコールで治療が出来るのはフラッシュバックである。社会的な適応を向上させるための取り組みはこの後である。複雑性PTSDの症例において、評価尺度の点数が

改善をしても高い状態にあることはむしろ普通であり、これからも長期間に
わたる、外来治療が必要と想定される。

第4章

子どもへの対応、
さまざまな事象への対応

1　幼児から学童への対応

　子どもに簡易処理を行う場合は、虐待的な環境に育っていて、発達障害の臨床像を呈している児童が主とした対象になる。カテゴリー診断では、自閉スペクトラム症（ASD）と注意欠如多動症（ADHD）併存が認められ、それに加えて、不安定な家庭状況の中に育ち、被虐待歴があり、愛着障害の要素も同時に認められる、いわゆる発達性トラウマ障害（van der Kolk, 2005）、あるいはトラウマ系発達障害（杉山ら、2021）と呼ばれる子どもたちである。

　子どもの場合には、思春期や成人のクライエントのように、体の下から上に向かって順番に左右交互刺激を加えるのではなく、鎖骨下部への２セット（同側、対側；パルサーを交差させ対側に当てる）から３セット（腹、鎖骨下部、頭または腹、鎖骨下部、鎖骨下部対側など）で良いことが多い。これは恐らく子どものボディーイメージに起因するのだろう。子どものボディーイメージは年少児であればあるほど、延長のない丸い存在である。成人のように下から上に向かって身体の違和感を抜かなくとも、中心部に位置する１ヵ所、あるいは２ヵ所への左右交互刺激で、身体的違和感を和らげることが出来る。この簡易型処理を４-５回、つまり２週間おきの外来では２ヵ月半ほど行うと、子どもにおいてもフラッシュバックが軽減して来て、日常生活の中でフラッシュバックは軽くなる。

　このフラッシュバックの軽減の効果は、子どもの場合には言葉で語られることが少なく、家族から行動の変化という報告がもたらされる。落ち着いてきた、癇癪が減った、夜に良く眠れるようになった、悪夢がなくなった、といった改善が最も良く聞く変化である。また幼児の場合には、いわゆるASD的な行動が変化する。たとえば、言葉かけや言葉によるかかわりの無視、自己刺激的行動、目が合わない状況、表情や感情表出が乏しい緊張をはらんだ顔など。これらの発達障害児によく認められる諸症状が急速に改善して、目が合うとニコニコするという普通の幼児に急激に変化するのが認められる。この変化は幼い子どもほど劇的で、感動的ですらある。

a. 幼児

　筆者は 2 歳前後からこのパルサーによる簡易処理を子どもに対して行っている。幼児は、鎖骨下部の 2 セットで十分である。1 セット目は同側、2 セット目は手を交差させ、反対側の鎖骨下部にパルサーを当てて簡易処理を行う。

　この交差の効果であるが、子どもの脈を測定して変化の度合いの確認をしてみると、パルサーを当てる部位が同側であるよりも手を交差させて反対側に当てるほうが、より強い効果を示すようである。この対側への強い効果の理由を、筆者は手動処理の交差と同じく説明が出来ない。これも実際にやってみれば直ちに確認できると思う。

　簡易処理の原則として、最初に軽い処理を、次いで深い処理という順番が安全性という側面で優れているので、対側への左右交互刺激を行う場合には、最初のセットが同側、2 セット目が対側という順番になる。特筆すべきは、この左右交互刺激が子どもたちに大変に好かれるという事実である。前医によって ASD と診断を受けていた幼児が、1 - 2 回のパルサーによる簡易処理を経験すると、次の外来では自らニコニコと手を伸ばし、パルサーを握って、自ら鎖骨下部に当て交互刺激を行うようになる。

幼児症例の実際

　2 歳女児 B。落ち着かない、癇癪、発達の遅れを主訴に受診した。

　多動、他害、くるくる回って頭を打ち付ける、迷子になる、著しい偏食、ハイテンションが見られ、不眠も著しく、初診の外来では目は合わず、言葉の指示はまったく通らず、自閉症様であった。

　生育歴を確認すると、母親は妊娠に気付かず夏バテまたは自律神経失調症かと思って14週まで放置したという。妊娠がわかり両親は結婚することになった。B は 1 歳半健診で全体的な遅れを指摘され療育に月 3 回通った。上記の症状が継続するため、保健師の紹介で受診した。

　父親は働いていたが、不安定な就労状況が認められた。母親 C は、身体的暴力を受けて育ち、4 歳の時に両親が離婚、その後、社会的養護を転々と

して就労した。10歳頃から児童養護施設で性被害があった。就労をした後に幻聴が生じ、精神科を受診し統合失調症という診断を受けたという。服薬をしばらくしたが、薬を飲んでも良くならず治療中断となった。その後何ヵ所かの精神科クリニックを受診したがいずれも中断をしている。母親は記憶の断裂があり、難聴、嘔吐、舌の麻痺などの身体症状と気分変動が認められ、著しい不眠もあり、さらに自分を上から見ている状況になることがあるという。要するに複雑性PTSDという診断になる人である。なお、Cの治療経過については後述する。

　Bは初診で著しい不眠が認められたため、そのためにプロペリシアジン（ニューレプチル）1.5mg、プロメタジン（ピレチア）5mgの服用を開始した。また保健師に、療育通園の回数を増やすことを依頼した。2回目の外来から、Bに対しパルサーによる治療を開始した。

　鎖骨下部への2セット、同側1セット、対側1セットの治療である。この親子は、保健師が病院まで連れて来てくれていたため、しばらくは月に1回の治療になった。1ヵ月後、2回目の治療の時に新版K式発達検査を実施し、DQ90台であった。服薬によって夜は眠るようになったが癇癪が続いているという。2セットのパルサーを実施した。

　3回目（X＋2ヵ月）の外来では2セットの鎖骨下部のパルサーを続けた。不眠は改善したが癇癪が著しいということで、甘麦大爽湯半包を処方した。ここでようやく療育通園が始まった。4回目（X＋3ヵ月）、癇癪が減り、偏食も改善し、療育に通うようになった。この回ではBのASDらしさは激減しているのが認められた。ニコニコと目を合わせ、自らパルサーを握り、治療者に合わせて一緒に簡易処理を行い、深呼吸も一緒にしっかりと行い、処理の終了後はニコニコとピースサインをしながら診察室を退室して行ったのである。

　その後、母親の受診に伴い、一緒に簡易処理を繰り返したが、半年後には通常の保育園に転園が可能になり、言葉の遅れは見られなくなり、保育士から普通の子と評価されるようになった。

母親であるCの治療経過を述べる。自我状態療法を組み合わせたため、自我状態療法の部分に関しては、第5章を参照してほしい。

　母親Cに初診でTSプロトコールの概要を説明し、十全大補湯2包、小健中湯2包朝夕、分2、リーマス2mg、エビリファイ0.2mg、ロゼレム0.8mg寝る前分1の服用を開始した。さらに頭痛時に五苓散1包頓服を処方した。次回からパルサーと手動を組み合わせた簡易型トラウマ処理を実施した。保健師が連れて来るという事情のため、最初のうちは月に1回の治療であった。

　1回目、薬の飲み忘れがあった。4セットの簡易処理の後、違和感を確認すると胸の辺りに感じられると述べたので、手動で、鎖骨と首を追加した。

　2回目、夜中の悪夢があると報告された。パルサーによる4セットに加えて、手動で首と頭を追加した。

　1ヵ月後、3回目、パルサーによる3セットのあとで、手動で鎖骨、首、頭、さらにまだ違和感が残ったので再度、首の部位に手動処理を実施した。その後Cはぽつりと、「頭痛があるが、すごく楽になった、こんなに不安がない状態が本当にあるなんて……逆にそれが怖い感じで……今まで不安がないことなんてなかったんで」と述べ、涙を見せた。

　さらに1ヵ月後、4回目において、フルセットの手動処理を一緒に行った。その後、Cは家庭で1日1回は手動処理を実施するようになった。この頃から、Cは保健師に連れられなくとも自分でBを連れて外来に通うようになった。

　すると、7回目の処理の時に、記憶の断裂や、自分の分裂感を訴えた。そこで、自我状態療法を開始した。安全感がある体の部位など何処にもないということで、心臓の辺りに緑の芝生の公園をイメージしてもらい、小さな家をイメージしてもらい、中に入って「皆出てきて」と声をかけると、3人のパーツ（部分人格）が現れた。男1人女2人である。名前をつけてもらい、小学生の男の子をけいた、小1の女児をあおい、成人の女性をまいと命名した。まいの助けを借りて、あおいを膝に抱いて一緒にパルサーを用いたトラウマ処理を実施した。

　8回目、今度はけいたにアクセスし、一緒にトラウマ処理を行い、けいた

に皆で感謝をつたえ、同時にまいにも感謝し、全員一緒にと呼びかけ、全員でパルサーによる4セットを実施した。すると9回目に、まいが名前を変えてくれと訴えた。そこでどんな名前が良いかたずねるとしおりと答えたので、しおりに改名をした。全員が協力を約束し、前回と同様、全員で4セットを実施した。10回目、しおりがあおいの世話をしてくれているという。そこで、自我状態療法は終了とし、全員が仲良く出来ていることだけを確認するようにした。この頃になるとCは娘Bを叱っても吐き気が出なくなったという。

11回目、加害者の顔が浮かび、じんましんが出たというエピソードがあって、悪夢もあるというが、服薬を忘れることが起きてきて、薬が余るようになったという。12回目、Cが物忘れをした時に、誰か知っている人と聞くと、忘れていた記憶が戻るようになったという。体温が母子ともに36度になったというので、治療者は驚いて今までは何度だったのかを確認すると、35度以下であったという。

Cは新しい仕事につくと決心しその準備を始めた。Bも先に述べたように普通の保育園にトラブルなく通えるようになった。

b. 学童期およびそれ以降

学童期の児童の場合、腹と鎖骨を中心にパルサーを当てる形になる。最初の処理は腹の部位から始まり、症状に対応して、1セット目腹、2セット目鎖骨下部同側、3セット目鎖骨下部対側、あるいは1セット目腹、2セット目腹対側、3セット目鎖骨下部同側、などの処理を行う。小学校高学年になると、1セット目腹、2セット目鎖骨下部、3セット目頭（こめかみ）などの、上に抜く形での3セットによる簡易処理が有効になる。さらに第二次性徴が始まり、背が伸び、思春期に至った中学生、高校生の子どもたちには成人と同じ4セットによる簡易処理を行うことになる。

大事なのは、どの年齢の子どもであっても、子どもに深呼吸をさせるときに、**治療者が子どもに同軌する形で一緒に深呼吸を行うこと**である。この一緒に深呼吸の効果は、モデルを提供するだけではなく、もっと重要な子どもへの心身のチューニングと考えられる。

学童期から上の学年では、目的の簡易処理のセット数が終わった後、「イライラ」「ゾワゾワ」などが残っていないか、体のチェックを入れてもらい、もし残っていたら、パルサーか手動処理による追加処理を行う。

1クール簡易処理が終わったら、子どもに対しても手動処理の方法を教え、「怖い気持ちが蘇りそうになったら、手でパタパタをすると気持ちが治る」と告げて、一緒に練習を行う。子どもでは、これは鎖骨下部の2セット程度の手動処理で良いことが多い。実際にフラッシュバックが起きてしまうと手動処理どころではなくパニックになってしまうので、「怖い気持ちになりそうになったら実施する」ことが重要である。

学童期症例の実際

初診時9歳の女児Dである。泣き出すと怒り泣きが止まらなくなる。感情の切り替えが出来ないということが主訴であった。両親は離婚しており、父親から養育費をもらっているが、母親Fはパートで働いている。8歳の弟Eが一緒に暮らしているが、おとなしい性格で、またDからの被害をしばしば受けていて、学校でもいじめがあり、不登校気味であるという。弟Eおよび母親Fの治療については後述する。母親（F）自身、後述するように、身体的虐待を受けて育っている。元々不安定で家族に当たり散らしてしまうところがあり、児童相談所に通報されたこともある。その後は、カッとなったときに子に手が出るのを止めるため、数十分間、自ら家を出て落ち着かせているのだという。

Dは、幼児期から過敏で、夜泣きがあり、3歳頃までは人見知りがつよかった。2歳頃から些細なことで怒り出すと収拾がつかなくなるところがあった。睡眠は元々浅眠で、夜驚と寝とぼけが両者とも生じていた。

病院には、学校のスクールカウンセラーを通して受診した。知能検査では、IQ111であった。粉が飲めないというので、桂枝加芍薬湯6錠と四物湯6錠を朝夕分2で、炭酸リチウム1mg、アリピプラゾール0.2mg、ラメルテオン0.8mg分1寝る前の服用を開始した。

次の回から、パルサーによる簡易処理を開始した。怒りのコントロールが

不良であったため、パルサーは基本的には、腹、腹対側、鎖骨下部の３セットによる簡易処理を実施した。簡易処理２回目の後、早くも夜中の泣き叫びが週に１〜２回に減った。また、感情爆発も軽くなったと報告された。簡易処理３回目パルサーでの簡易処理の後、体をチェックして違和感を確認すると、胸の辺りに違和感が残ったので、手動による鎖骨下部と頸の簡易処理を加えたところ、今度はスッキリしたと述べた。

　症状の軽快と、その後に癇癪が再び増悪し、寝起きに不調になることを１〜２回繰り返したが、計７回の簡易処理による治療で主訴の癇癪などはすっかり軽快した。するとここで、体が左に傾くのが認められた。そこで傾斜パルサー（本章61頁以下）を実施し、このような傾きは２回で修正された。10回目に癇癪がすっかり良くなったということで、簡易型トラウマ処理を終了し、減薬を開始した。

　するとこの時点で弟Ｅが今度は不登校になった。確認をすると、１年以上前から学校で、特定の子どもに、先生から見えないところで蹴られたり、ものを取られたりしているという。母親に、いじめに関しては学校の責任なので、きちんと止めるように学校に対してお願いをしてもらった。Ｅの不登校の背後には、姉Ｄからの被害も含まれているのではないかと推測されたが、そのことを特に取り上げず、いじめへの治療としてＥに対しても服薬と簡易処理を実施した。Ｅに対して、加味帰脾湯６錠、朝夕分２の処方を行い、パルサーを用いた、腹、鎖骨下部同側、鎖骨下部対側の３セットによる簡易処理を実施した。学校は速やかに対応してくれて、加害児童からの謝罪も行われた。また離婚した父親がＥの朝の登校にしばらく同行してくれるなど、協力をしてくれた。Ｅの不登校は、長期化することなく３ヵ月程度で親の付き添いがなくても登校が出来るようになった。そこからさらに数ヵ月かけて、ＤもＥも薬を減薬しゼロになった。その後、１年間余り、間を置いた外来でのフォローアップを行い、初診から２年余り後に治療終結になった。

2 愛着の修復——抱っこパルサー

　フラッシュバックが親子ともども軽減してゆけば、おのずから親の側の「安心」の提供が進み、親子関係の緊張が軽くなり、愛着の修復が進んでゆく。

　愛着の修復を目的として治療として行うのであれば、神田橋（2020）による「コアラの気功」が用いやすい。クライエントが机に座り、その前に、母親、父親、パートナー、子どもが座り、おんぶの形を取り、マイナス1から現在のクライエントの年齢まで一緒に声を出して数える。子どもにやってみたとき、「マイナス」というところで引っかかる子どもがいて、そのような場合に筆者はゼロから始めるようにしている。この気功を行うと、呼吸を同軌させることができる。それが強い一体感を生じ、親子の場合には一瞬にして緊張が和らぐのを見ることがある。

　このコアラの気功をヒントに筆者が用いるようになったのが、「抱っこパルサー」である。

　親に子どもの後ろに座ってもらい、抱っこの形を取る。その上で子どもへのパルサーによる簡易処理を行う。親にはパルサーを握る子どもの手に手を添えてもらって、左右交互刺激の後の深呼吸のところを、できるだけ子どもに合わせて一緒に深呼吸を行うことをお願いする。

　このやり方を取るとフラッシュバックの治療のみならず、愛着の修復も同時に進めることが出来る。

家族併行治療の実際

　親が複雑性 PTSD、子どもが発達性トラウマ障害という親子の場合、家族を一緒に治療しなくては治療にならない。しかしそれを避ける治療者が少なくない。その必要性をわかってはいても、親子一緒の治療を「普通はやらない」から「しない」となると、これはサービス業である医療従事者としては失格と言わざるを得ない。如何にこのような「治療者」が多いことか。また、

クライエントとのラポールを大切にしようとする治療者も多いが、親子ともども抜き差しならない対人不信（愛着障害）を抱えるこのグループの人々との間に対人関係を築くとなると、治療が進展し症状が軽減してから後のことになってしまう。

　同じ治療者が家族内の複数のクライエントを同時に診ないということも通常に行われている。筆者はこの「原則」について、その根拠を調べてみたが見つけることが出来なかった。おそらく週4回といったオーソドックスな精神分析を行った場合には、クライエントにおける家族の問題はすべてその内的体験として扱われ、治療者が直接クライエントの家族に接する、あるいは治療をするということは、分析治療の妨げになるに違いない。しかしながらわが国の臨床において行われている2週間に1回という臨床において、特にトラウマ系の臨床においては、同一の治療者が家族全体の治療を行ったほうがよい。重い症例ほど、家族の個々の治療を分けないほうが、トラブルも少なく治療が容易である。

　筆者が行っている家族併行治療の実際を紹介する。

　家族を1度に外来に呼び込み、まず子どもの状況を、本人と親から確認する。次いで、次回の外来を確認し、子どもへの処方を行い、その後に、子どもに簡易型トラウマ処理を行う。この治療において、もっとも重要なことは継続である。1回の治療費が比較的安価に済む、特に子どもの治療において公的なサポートが普及しているわが国の状況は、タイトレーションを維持する上で良い条件があらかじめ用意されている。しかし治療の中断は極めて多い。さらにこのグループは、自分の未来の予定を意識していないことが実に多い。学期が終わる終業式がいつの日なのか、親も子も把握していなかったりする。次回の予約を最優先に行うゆえんである。

　兄弟例は年長者から実施する。子どもの簡易処理が終わったら、子どもに伝票を渡し待合で待つようにお願いする。

　ついで親に対し、親の状況を確認し、親の次回の予約を行い（親のほうが子どもよりも多い診療回数を必要とすることが一般的である）、親への処方を行

い、次いで親への簡易処理を行う。この際、子どもが赤ちゃんの場合には、看護師にお願いをし、親の治療が終わるまで子どもと遊んでいてもらうようにする。こうした治療を行うことで、子ども数人、親1人という家族でも、概ね10分間前後で一家族の簡易型トラウマ処理が可能である。

　念のために記すが、短いことが目的ではないが、治療のための時間を比較的短く取って、深追いをしないことが、重度のトラウマを持つ家族の治療を行う時の大切なコツである。もちろんのこと、家族状況の変化や学校や家庭でのそれぞれの適応状況はきちんと確認をしておく必要がある。特に片親の場合、親が仕事などで不在の間に子どもたちがどんな生活を送っているのかしっかりと把握しておく必要がある。その上で、治療的介入は、繰り返し少しずつ実施する。

　治療の効果より安全性がなによりも優先される。

3　さまざまな事象への対応

(1)　よく起きる事象への対応

a. 不眠と悪夢

　もともと複雑性 PTSD のクライエントには、睡眠リズムが乱れている人が多い。その理由は、フラッシュバックの辛さである。トラウマ処理を実施すれば、その効果がきちんと現れる以前に一時的にせよフラッシュバックは増悪せざるを得ず、不眠や悪夢が頻発し、最悪の場合には治療の中断になる可能性もある。この不眠は次のような生じ方をするのが常である。

　夜になって来ると脳が睡眠モードになって皮質による抑制が減弱する。すると抑えられていたさまざまなフラッシュバックが湧き上がってくる。その一方で、次に扱う抑うつは夕方寛解が生じるために夜は最も軽くなる。そこに、抗不安薬系の睡眠薬が入ると、抑制がさらに外れ、嫌な記憶がどんどん噴き出してきて興奮し、収拾がつかなくなってしまう。たくさん睡眠薬を飲むか、酒を浴びるように飲むかなどして、死んだように寝るというパターンになるのである。寝ると今度は悪夢に襲われる。これも深刻な体験で、悪夢

に襲われるのを避けるために寝ることをどこまでも拒否するという人にも希ならず出会う。

　つまり、身体が眠る体制になった夜の時間から、入眠するまでの半覚醒の時間をできるだけ短くして、鋭角的に睡眠に入る工夫をしないと、その間に過量服薬、自殺未遂、大量飲酒、違法薬物の使用など、さまざまなトラブルが集中して生じるのである。

　こうして薬物などの助けを借りて深夜に死んだように眠れば、当然朝は起きて来られない。また昼間は安全で、睡眠薬の影響などが残っているため、長時間の昼寝をする。そうしてまた夜眠れないというパターンになるのである。

　TSプロトコールによる簡易処理4〜5回でフラッシュバックは軽減してくるので、そこまで何とか睡眠リズムを維持するように、複雑性PTSD独特の睡眠に関するクライエントへの心理教育を実施することに加え、さまざまな工夫が必要になる。たとえば昼寝、夕寝をできるだけ短くしてもらうことである。昼寝はしてもよいが1時間以内にという指示をよく出しているが、遵守されているかどうか確認が出来ない。

　漢方薬の服薬は夜のフラッシュバックの軽減に大きなプラスになる。薬物療法としては、極少量のラメルテオンは、半覚醒の時間を短縮する働きをする。しかしこの薬は高い興奮には弱く、入眠をしても短時間で目が覚めるということがよく起きる。最も推奨されているスボレキサントは悪夢が非常に多く、複雑性PTSDのクライエントには不評で、しかも眠気が残るという訴えが多い。

　筆者としては、ラメルテオン（ロゼレム）0.8mgあるいは1.6mgで、不眠の訴えがあるときは、やむを得ずブロチゾラム（レンドルミン）0.125mg（半錠）、さらにはスボレキサント（ベルソムラ）5mg -15mgを頓服で服用してもらい、それ以上に増やさないで簡易処理の効果が上がってくるまで堪えてもらうということを行っているのであるが。

　既に前医から大量の抗不安薬系の睡眠薬の処方を継続して服薬しているクライエントも現実には少なくなく、この場合には、簡易処理を実施しながら

少しずつ減薬をすることが必要になる。特にフルニトラゼパン（サイレース）は0.5mg程度までに減薬出来るのに１年以上かかることもある。

　トラウマ処理が１クール終了した後にも、悪夢が残ることがある。あまりにも辛いときには、悪夢消しの特効薬であるミアンセリン（テトラミド）５mgを就眠前に服用してもらうこともある。ただしこの薬物は抗うつ薬なので、１ヵ月以上用いないことが好ましい。フラッシュバックの要素がある程度軽減した後の悪夢は、通常の夢と同時に、心の自動的修復の機能を担っていると考えられる。クライエントに「夢は、本来は心の修理屋さんなので、あまり恐れる必要はない」ことを告げて、ゆっくり回復を待つことが必要になる。

b. 抑うつ

　抑うつは普遍的な問題なので、その診断が非常に重要である。つまり複雑性PTSDの未治療の状況で起きている抑うつは、その多くは気分変動の一部分を拾っていることが多いため実はうつ病ではなく、抗うつ薬の処方は禁忌といってよい。気分変動を増悪させ、希死念慮などをむしろ強めてしまう。さらにハイテンションになった時に、子どもへの加虐などが生じることも多い。

　むしろ本格的な抑うつはトラウマ処理が１クール終了し、フラッシュバックが軽減した後におきてくる。この時に用いることが可能な抗うつ薬は、筆者の経験ではほぼ唯一、デュロキセチン（サインバルタ）だけである。それも20mg以上を用いないことが極めて重要である。この薬物は（双極性障害Ⅰ型でない限り）、薬理効果から予想されるものとは正反対に躁転が非常に少なく（ゼロではない）、筆者は服薬による増悪を経験したことがない。しかしこの薬物もまた、状況が改善してきたら減薬を行う必要があり長期に服薬を行うことは勧められない。きちんとトラウマ処理が進んでいる場合には、時間はかかっても徐々に抑うつは軽減してくるので、半年から１年ぐらいのあいだに、デュロキセチンの服薬も不要になることが多い。

　一般に、複雑性PTSDのクライエントの社会的適応は極めて不良である。仕事に就く、仕事を続ける、家事を行う、健康な生活リズムで生活をする、

嗜癖を減らすなどのソーシャルワークとも治療とも境界が不鮮明な対応に時間を要することが多い。

c. 加虐、暴力

元被虐待の既往がある現在は親になっている患者が、子どもに加虐をしているというパターンが非常に多い。一般的にはトラウマ処理が進み、フラッシュバックが軽減されてくると、加虐や暴力がゼロではないにせよ、大幅に軽減してくることを経験する。比較的トラウマ処理が進んだにも関わらず加虐が続いているという事例において、その理由が子どもの暴力的噴出であったりする。こんな場合は、暴力を親の側が先に止めないと、子どもの暴力が止まらないことを正面から告げる必要がある。わが国の一部の家族において、暴力は連綿と上の世代から下の世代に引き継がれていて、それ以外の可能性を思い浮かべることが困難という家族文化にも実によく出会う。このような家族文化に性加害という暴力が連鎖している家族にも時に出会うことがある。

この性的虐待の関連で、もともと性被害、性加害が認められた児童、青年において、性化行動が止まっているとき、その代償のように激しい暴力的噴出が一時期生じることがある。

d. 飲酒

飲酒も非常に多いのであるが、一度飲み出したら前後不覚になるまで飲酒が止められずそのような飲酒を週に3回以上していると人か、お酒が入っていないと加虐になってしまうと、朝から常に飲酒をしていて外来にも酒の匂いをさせたまま幼い子どもと一緒に受診をしてくる母親など、いろいろ経験する。治療的に関わった時に、完全に止めさせるというのは極めて難しく、お酒を誤った目的（つまりこれらの場合には、フラッシュバックの打ち消し薬の目的で用いること）で使わないように心理教育を行い、減酒を相談することに尽きる。そのような場合、神田橋條治が発案した「焼酎風呂」は確かに効果がある。数 ml の焼酎を浴槽に入れて入浴をするというのが焼酎風呂である。またナルメフェン（セリンクロ）はこのような目的で用いるときに、補

助として用いやすい薬物である。フラッシュバックが軽減するにつれ、アルコールへの激しい渇望は軽減してくるのを経験する。

焼酎風呂では、性被害がらみで風呂に入浴が出来ないという患者に出会ったことがあり、その場合には、焼酎を霧吹きに入れて身体にかけてシャワーを浴びるという方法で焼酎風呂に置き換えることが出来た。

e. 過食

先に少しだけ触れたように、愛着障害の1つの症状として起きる問題である。激しいフラッシュバックが緩和された後に、口が淋しくなって仕方ないという形で過食が現れることもある。ただし一般的な摂食障害に比べて複雑性 PTSD の人の示す過食は、多彩な症状の1つに過ぎず、複雑性 PTSD の症状自体が軽減してゆくと、コロッと良くなってしまうということをしばしば経験する。逆に一般的な摂食障害のように、延々と過食、拒食、食べ吐きなどに悩まされることがない。

f. 肩こり

これも非常に多いのであるが、パルサーを用いて簡易型トラウマ処理を実施している間に、背中のほうに痛みが浮き出てくるという形で激しい肩こりが明らかになる症例がある。いろいろな背景はあるが、まさにいろいろなものを1人で背負っているという例が多い。

この対応法としては、パルサーの鎖骨と首の間に「背中」という部位を挟む。患者に後ろに向いてもらい、パルサーを肩甲骨の下の部位に当て、1セット余分に加える。この場合には、首の部位は、前頚部ではなく後頚部のほうが良いことが多い。

もう1つ筆者がよく行っている対応法がある。あまりに肩こりがひどい場合には、置針（0.2-0.3mmの針で、皮膚を切らないので消毒の必要がなく貼れる）を肩こりの一番痛い部位に貼り、剥がれるまで貼りっぱなしにして置いて良いことを伝え、さらに次の外来までのスペアの置針を患者に渡している。

g. 慢性の痛み

これにはさまざまなレベルがある。大事な要因として、複雑性PTSDの場合、生理的問題と心理的問題が相互に不可分に体験されることである。「痛みが取れないからロキソプロフェン（ロキソニン）をください」と訴えてくる複雑性PTSDのクライエントに、クライエントが毒母と呼んでいる母親との接触が最近なかったか確認をしてみると、実は電話があっていろいろ会話をしたという。そこで、その時の強い不快感（フラッシュバックに起因する激しい不快感である）を、簡易型処理で抜く治療を実施してみる。すると疼痛が消えている。逆に希死念慮が、喉の渇きと空腹によって引き起こされていることもある。このように、こころと体の症状がそれぞれ錯綜する。

慢性疼痛ということで言えば、線維筋痛症を併発している症例も少なくない。トラウマが起因している痛みは、線維筋痛症といえども簡易処理を繰り返す中で概ね徐々に軽減してゆく。この病態は恐らく単一のものではなく、1つの極が複雑性PTSDにあり、もう1つの極がリウマチ類似の慢性炎症から成っているのではないだろうか。その複合的な絡み合いによって難治性のこの病態が生じていると考えると臨床的な経過に一致する。ロキソニンが手放せないクライエントも存在するが、そんな症例でも少しずつ減らすことができる。

ひとつ注意が必要なのが偏頭痛である。こちらは頭痛の起き方、体動で増悪すること、光や音を発作時に伴うことなどを手がかりに診断をすることが出来る。偏頭痛が疑われるときは、当然ではあるが頓服で偏頭痛治療薬の服用が有効である。また頻回に生じる場合には、予防薬を用いるかどうか迷うところである。最新の知見ではこれまで予防薬として用いられて来たアミトリプチリン（トリプタノール）、トピラマート（トピナ）も偽薬との間に有意差が認められないとあり（Rodewald et al., 2017）、安全優先という視点から見ると漢方薬の五苓散を頓服で用いるというのが良さそうである。

(2) ドタキャンへの対策

複雑性PTSDのクライエントの治療はドタキャンとドタカムの中で経過す

るといっても過言ではない。複雑性PTSDが認められる親子症例においてドタキャンは非常に多い。筆者は複雑性PTSDの親子の臨床で、次第にこのタイプのドタキャンに悩まされるようになり、その対策の検討を行う必要性を感じるようになった。スパーら（Sparr et al., 1993）によると、一般の精神科のドタキャン率は8.8％であるという。試みに筆者の外来のドタキャン率を調べてみたところ24％（！）であった。筆者の親子併行外来において、たとえば子どもが3人いて、1人が虐待を受けていて、他の2人が受けていないということはない。すると子どもが3人、親が1人という外来になる。こうした1家族がごっそりとドタキャンとドタカムを繰り返す。時間がかかる親子の場合、なるべく時間が取れる枠を選んで次の予約を入れるのが常である。しかしそこで来院をせず、推し測ったように混雑した日に、ドサッとその家族が割り込んでくる。

　ドタキャンの要因となるものを挙げてみる。第1は重症な解離である。先のスパーらの研究で、PTSDと（and/or）薬物依存にドタキャンが多く、その理由として治療に対する両価的な感情を取り上げている。しかし複雑性PTSDレベルになると解離の常在がむしろ大きな問題である。このグループの解離の凄まじさは治療で向き合った経験を持つ者以外にはなかなか伝わらないのではないかと感じる。少しでも不快なことは意識から飛ばしてしまう。自分が作った昨日の夕食の献立を思い出せない。出来事を時系列で辿ることが出来ない。瞬間瞬間を生きているという状況も決して希ではない。解離性同一性障害（DID）を抱えていると、治療に来た人格以外には、治療の記憶を捨てていたりする。

　第2は注意欠如多動性障害（ADHD）の存在である。もともと発達障害臨床の中でADHDのドタキャンは良く知られていて、ソンダーガードら（Soendergaard et al., 2016）の調査によると、治療期間中に4割以上が3回以上のドタキャンがあったという。臨床の上では解離とADHDの鑑別は不可能と言ってもよく、いずれもしばしば認められる。

　しかしながら、何よりも重い要因とは、他者への深い不信の存在である。考えてみれば複雑性PTSDの診断基準にそのことは明記されている。外来治

療は、非常に特殊な形ではあるが、対人関係の1つである。診断基準のままに、彼らは対人関係を維持することに問題を抱えており、抜き差しならない人への不信が存在する場合がむしろ普通である。DIDの場合には、治療場面で主人格に向かって「信用するな」と後ろからつぶやくパーツがいたりする。おそらく、解離よりも不注意よりも、この要素こそが、複雑性PTSDの患者の予約通りの受診を妨げる要因になっているのだと考える。そして少し良くなると、もう大丈夫とばかりに受診が途切れる。その多くは、大分時間が経った後で、また不調になったと再受診をする。こんなことが何度か繰り返され、いつの間にか本当に来院しなくなって卒業となる。

被虐待の親子を巡るドタキャンは、いずれも複雑性PTSDの病理に密接に絡んだ問題ばかりである。つまり、それほど簡単に克服できるとは考えられない。すると必要なのは、ドタキャンを無くすよりも、ドタキャンを治療の妨げにしないための諸工夫である。

筆者の主たる外来である「浜松市子どものこころの診療所」においては、ソーシャルワーカーおよび外来看護師が、ドタキャン時の後のフォローを実施し（電話をかけることも積極的に行い）、次の予約を取るためのサポートを行っている。また日常的な相談を常時受けている。さらに地域の保健師や児童相談所のスタッフが、同行受診をしてくれる場合も多い。このようなサポートが、不安定な親子のか細い治療意欲をつなげている。

この不安定な親子への治療を行うに当たって、筆者はさまざまな臨床的な工夫を積み重ねてきた。短時間の処理、そして、高容量処方を行わないことである。彼らは過量服薬による事故も実に多い。1度に2週間分を服用されても、またいきなり服用を止められても安全な量で維持することが重要である。

そしてドタキャンとドタカムをニコニコと受け入れる気持ちを治療者側が常に維持することである。彼らは逆境を乗り越え、家族を必死に維持している人たちであり、そのことへの敬意と暖かな支援の気持ちを切らさずに持って治療に当たることが何よりも大切ではないだろうか。それなくしては、子育て困難家族への治療は成立しない。

(3) 服薬をめぐる諸問題

　服薬を巡る問題の多くは、先のドタキャンで取り上げた問題にすべて重なる。解離も、不注意も、対人不信もすべて、薬のアドヒアランスを悪化させる。対応としては、薬が飲めたか、飲み心地はどうか、それに合わせ、睡眠など生活リズムは乱れていないか、体調はどうかなど、外来のその都度、毎回確認を行う。さらに重要なのは、漢方薬の味の確認である。飲みやすい味であったか否かを毎回確認する。粉で処方していて、漢方薬の味が悪く飲みづらいという場合には、躊躇せず他の組み合わせに切り替えを行うことが必要である。

　強調したいのは、「しっかり飲んでいる」と言っている場合でも、服薬は半分程度か3分の2ぐらいの服薬状況であることがむしろ普通であることだ。こうして、意図せずに処方が貯まり、不調時の過量服薬を生じるのであるが、TS処方においては、たとえ1ヵ月分の過量服薬をされたところで何も起きないので、この点安全である。

(4) 双極 I 型

　家族歴の確認、生育歴、現病歴の確認をしっかりしておいても、I型の双極性障害の存在が後でわかることは起こりうる。この場合は、直ちに双極 I 型への治療が必要で、炭酸リチウムの極少量では対応が出来ず、比較的多い量の向精神薬の服薬が必要になる。双極 I 型の場合、うつ相での自殺未遂が生じる危険性は高いので的確な治療は必須となる。

　ただし双極性障害の併存を伴う複雑性 PTSD 症例の治療経験では、双極 I 型であっても、トラウマ処理は有効である。簡易処理によりフラッシュバックは軽減し、フラッシュバックが引き金になって起きる気分変動が認められなくなると、元々の数ヵ月単位のゆっくりとした相の現れがむしろはっきりしてきて、双極 I 型への治療自体も容易になることが多い。

(5) 例外的な反応への対応

a. パルサーで解除反応が起きる場合

パルサーで解除反応が起きる例とは、筆者の経験では100パーセント、世代を跨いだ性的虐待の症例である。つまり最難治症例になる。まず確認が必要なのは、漢方薬が服用できているかどうかである。このような重症例こそ、神田橋処方を服用しておいてもらわないとフラッシュバックの圧力を下げられないのだが、こんなクライエントに限って、対人不信も強く、漢方薬と極少量処方で激しい嘔吐や下痢、不眠など、どう考えても薬理効果からは逸脱した症状をしめすことが多い。飲めないという訴えにそうですかと引き下がってしまうのではなく、心理的な反応であることを告げ、可能な範囲で服薬を試みることを説得する必要がある。その上で、このような症例への対応はいくつかの方法がある。

第1は、手動処理で最初から実施することである。手動処理は、恐らく自分で左右交互刺激を作り出すために注意が集中せず、そのぶん、安全に処理が出来る。

第2は、パルサーの処理時間を短時間にすることである。通常は左右交互刺激を20回程度行っているが、これを10回から12回ぐらいの非常な短時間で行う。

この2つを組み合わせながら、時間をかけて、少しずつの簡易処理を重ねることによって、徐々にフラッシュバックが軽減してゆく。

ひとたびフラッシュバックの軽減を経験してもらえれば、他の複雑性PTSDと変わらない。しかし性的虐待の既往がある症例は、解離性同一性障害を併存している可能性が高く、その可能性を常に考慮することが必要である。

b. 特定の部位への拒否

その代表は、首から上の部位への拒否である。頭については、激しく頭を殴打された経験があるので、頭にパルサーを当てることも、手動処理を行うことも出来ないと拒否をされた症例を経験している。首の部位への不快感は

ほぼ例外なく、首を占められた経験である。

　これらの症例に対しては、不快感が少ない部位を探して、たとえば前頸部ではなく、後頸部にパルサーを当て、頭部の処理も、この後頸部の処理で代替するなどの柔軟な工夫が必要になる。

c. 深呼吸が出来ない

　もともと深呼吸が苦手なクライエントは多い。さらに深刻なのは水責めの経験があるクライエントである。深呼吸をしようとすると、水中に漬けられて息が苦しくなり、空気を求めてあがいている場面のフラッシュバックになってしまうという症例を経験したことがある。このような場合には、息を吐くことだけに注意を集中してもらう。少しだけ息を吸って、「しっかりと息を吐いてください。まだ吐けます、まだ吐けます、まだ吐けます。まだ吐ききっていません。息を吸わずに吐ききってください」と指示を出し、1回の処理ごとに、息を吐ききってもらう。しっかり息を吐ききれば、おのずから深く吸うことが出来るようになり、これを繰り返して行く中で、徐々に深呼吸のコツがわかるようになる。

d. 嘔吐反応

　鎖骨から上の処理に至ったときに、強烈な嘔吐反応が生じるクライエントがいる。これはまさに、飲み込みたくないものを飲み込まされたという経験を持つクライエントであるが、その内容は受験する高校の選択から、精液まで非常に幅が広く、その重症度に応じてパルサーと手動処理を組み合わせて、下から上に抜くという簡易処理の作業を少しずつ行う。これも繰り返してゆくうちに、反応が軽減をしてやがて見られなくなる。つまりこの嘔吐反応そのものがフラッシュバックであることがクライエントにも納得されてくる。

e. からだが傾く

　症例で提示したDのように、トラウマ処理の終わり頃に、体が横に歪むクライエントが希ならず存在する。このような場合には、身体の傾きにした

がって、たとえば左側が下がっていれば、パルサーを左は腹に、右は鎖骨に当て、1セット20回程度の左右交互刺激を行い、次に左は鎖骨、右は頸に当てて2セット目、最後に左の頸と右のこめかみに当てて3セット目の左右交互刺激を行う。するとこのような傾斜パルサーによる両側刺激で、身体の歪みが良くなるのである。このような傾斜パルサーを数回行うと、その後再発が認められなくなる。

　一体これは何をしているのだろう。トラウマは心身両側面を巻き込んだ、さまざまな反応が起きてくる病態である。トラウマ臨床において、症状が生じる病理もわからず、なぜこのような対処で有効なのかという理由もわからないという問題に希ならず遭遇する。

第5章

TS自我状態療法

1 多重人格生成の病理

　多重人格は、1人の人間のなかに複数の部分人格（ここでは「パーツ」と記す）が存在するという病理である。自己意識の生成の過程には、他者の存在が必要である。乳幼児期の発達過程において、安定した他者、とりわけ母親との愛着形成をとおして自己イメージが形成される。もしここで他者が七色に変化すれば、七色の自己が現れてくることになる。子ども虐待のように、あるときは殴られ、あるときは抱きしめられるというような状態が続くとすれば、自己の核となるものが非常に不安定とならざるを得ない。さらに愛着障害によって、自律的な情動コントロール機能の脆弱さ、つまりレジリエンス（resilience）機能の不全が生じる。その結果、容易に解離反応を生じ、スイッチング（人格交代）といった自我の分裂につながっていく。子ども虐待において、反復性のトラウマという自分のなかに統合できない辛い体験に対して、容易に解離による防衛が働き、その記憶を意識から切り離す。その切り離された記憶が核になって、別の人格が育ち始めるのである。

　強調しておきたいのは、状況に応じて自分のなかにいくつかのパーツが存在すること自体は、健常人においてまったく普通である、ということだ。われわれ自身も、仕事中のときと家庭でくつろいでいるときでは顔が変わる。しかしながら各パーツの間に記憶がつながっていれば、問題は生じない。

　自我状態（ego state）という用語について説明が必要であろう。人間の行動には一定のパターンがある。環境に適応するための行動パターンとその元の経験とが連結したものを自我状態と呼ぶのである。ワトキンス夫妻（1997）は、適応的な自我状態には境界線に透過性があるが、トラウマ起源の自我状態の場合は境界が硬く透過性（記憶のつながり）がないことを指摘した。通常の自我状態と、トラウマ起源の自我状態とが自由にアクセスできない場合の透過性がない状態である。自我状態が形成されるタイミングにはさまざまなレベルがあるが、治療の対象となるような多重人格においては、強いトラウマに個人が対処出来ない時に、解離によってその記憶を切り離し、

切り離された記憶がその記憶を抱えたまま部分人格（パーツ）として脳の中に保持され、他の記憶から切り離されることによって生じるものである。

2　自我状態療法の概要

　自我状態療法はワトキンスら（Watkins et al., 1997）が、自我状態モデルを臨床催眠の中に取り入れたのがはじまりである。催眠下で解離障壁が溶け、パーツに出会うことが出来る。だがそれだけでは治療にならない。パーツの抱えるトラウマ治療を行って、はじめて治療が成立をする。その後 EMDR（眼球運動による脱感作と再処理）を組み合わせた技法が開発され、多重人格の安全な治療が可能になったのである（Paulsen, 2009）。

　自我状態療法の目的は、自我状態同士の差異を認め、互恵性と協働性を尊重しながら各々の記憶をつなぐことである。言い換えると、複数の自我状態で構成される内的システムが良好に機能できることが目的である。基本的な流れは、

　　1、自我状態にアクセスし、

　　2、自己と内的システムについて理解する、

　　3、自我状態間で話し合いや交渉を行う、

　　4、それぞれの欲求を満たす、

　　5、自我状態間に平和をもたらす、

　　6、トラウマ処理を実施する、

という一連の治療である（福井、2012）。

　具体的な治療の手技を説明する。最初にクライエントの体の安全感がある場所を特定し、イメージでその部位に、芝生の公園とその中の小さな家を思い浮かべてもらう。イメージの中でその家の中に入って、地下室に通じる階段を探す。地下室への階段が見つかったら、ゆっくりとその階段を降り、地下室の扉を開ける。地下室において、さまざまな自我状態に会い、自我状態と交渉をしたり、トラウマ処理を行う。その後、お礼を言って再び地下室を後にして、再び階段を上り戻ってくる、というのがスタンダードなやり方で

ある。このスタンダードなやり方を行ってゆくなかで、筆者は次に述べる簡易版の自我状態療法を主に用いるようになった。その理由は、スタンダードな方法では、地下室に行くときに時間がかかりすぎるのである。

　自我状態に会う場所をきちんと設定することが非常に重要であることは良く理解できる。そもそも地下室に降りるというイメージ操作を通して、徐々に深い催眠に誘導し、その催眠下で自我状態に会うというのがワトキンスらの作り上げた自我状態療法の技法であった。しかし多重人格を作るぐらいに重症の解離がある場合は、被暗示性は非常に高く、このような時間と手間をかけた催眠誘導を行わなくとも、パーツに会うことが出来る。また逆に、このような深催眠に誘導することは臨床催眠に精通している治療者でない限り危なくはないだろうか。

　さらに時間をかけて下に降りて行くというパーツとの交渉の場を作ってしまうと、治療の場以外でパーツにアクセスすることが逆に難しくなる可能性がある。そうすると、治療者としても、パーツの統合を目指しがちになるのではないだろうか。パーツの統合は治療上必要ない。むしろ無理な統合は避けるべきである。なぜなら、せっかく解離能力を磨き上げ、その力を用いて何とか生き延びてきたクライアントに対し、解離する能力を取り上げてしまったら、治療効果以上の副作用が起きる可能性があるからである。

3　TS自我状態療法

　筆者は、上記をコンパクトにした簡易版であるTS自我状態療法を用いることが多い。その簡易版を行う上で組み合わせやすいトラウマ処理がTS処理である。

　TS自我状態療法の流れを説明する。

　1．イメージの家を身体の安心感のある部位に作る：身体のもっとも安心感を感じる場所（安全感がどこにもない場合には心臓）の上に緑の芝生の公園が拡がっているとイメージしてもらい、そこに立つ小さな家をイメージしてもらう。ここまではスタンダードなやりかたと同じである。

2．家の中に入り、パーツに集まってもらう：家の扉を開けるとそこに小さな部屋がある。ここはクライエントの心の部屋なので、そこにいろいろな好きなものを持ち込んでもらう。そしてその部屋の中で「みんな集まれ！」と呼びかけ、パーツに集まってもらう。もちろんここで全員が出てこない場合もしばしばある。たとえば、部屋の奥に鍵のかかった場所があって、そこに隠れているパーツがいたとしても、それはそれでよい。

3．パーツを確認する：それぞれのパーツの年齢と性別、名前を確認する。名前がわからない場合にはこちらから提案することもある。

4．心理教育を行う：集まったパーツ全員への心理教育を行う。みんな大事な仲間であることを告げ、つらい記憶を抱えてそれぞれのパーツが産まれたことを説明する。どのパーツも、産まれることが必要であったからこそ産まれたのである。みんな平和共存、いらないパーツなど1人もいないし、消える必要もないことを説明する。この「平和共存、みんな大切な仲間」というメッセージが一番大事なキーワードになる。

5．パーツとのコミュニケーションは主人格を通して行う：パーツとのコミュニケーションは、必ず主人格を通して行い、パーツを前面に出させない。主人格を通して、「（パーツの）○○さんに聞いてください」「○○さんは何と言っていますか？」という具合に実施してゆく。

6．幼い子から処理を行う：次に、年齢の一番低い子どもにアクセスして、つらかった記憶に対してトラウマ処理を実施する。筆者はTS処理による簡易処理法を専ら用いている。このときも「手伝ってくれる人」と呼びかけると、助けてくれるパーツが必ずいて、幼い子どものパーツを膝に乗せて一緒にトラウマ処理をしてくれるといった手助けをしてくれる。最初の回はこの幼い子へのトラウマ処理だけで終わる。

7．平和共存の確認：処理が終わったら、パーツの全員が互いに尊重し合い、記憶をつなぎ合うことを約束し帰って来る。

この簡易法の長所は、短時間に出来ることである。筆者は一般再来の中で行っているが、10分間から15分間もあれば1つのセッションができる。

最年少のパーツから処理を行うのには理由がある。多重人格が生じる病理を思い出してほしい。最年少のパーツとは、その年齢においてクライエントが、統合が出来ないトラウマ的な事象に遭遇したことを示しており、その時点からの治療が必要になる。各々のトラウマ処理は何度にも分けて行うほうが安全である。次回のターゲットは暴力人格にアクセスすることが多い。その理由は、暴力的なパーツとは、加害者を取り込んだパーツであり、実はクライエントの守り手であるにも関わらず、加害者との類似性、さらに暴力性のゆえに他のパーツから忌避されていることが多いからである。暴力人格がクライエントを守ってきたことに対し、全パーツが感謝し、暴力的なパーツが他のパーツとの間に記憶をつなぐことが出来るようになれば、治療は大きく進む。

　全パーツの記憶がつながれば、人格の統合は必要ない。皆でわいわいと相談をしながら生きてゆけばよく、適材適所で各パーツが得意とすることに対処してもらうことにより高い能力を発揮したりする。

　こうして実際に自我状態療法を行ってみると、自我状態療法という特殊な治療技法が必要なのは3-5セッションであることが多い。後は、「皆で話し合って決めてね」とクライエントに任せてしまい、パーツ間で意見の相違とか、トラブルがあったときにだけ、再度自我状態療法を行って、パーツ間の調整を行うようにしており、またそれで十分である。

4　TS自我状態療法の実際

　治療の実際を示す。症例は公表の許可を得ているが、匿名性を守るため細部を大幅に変更している。

症例呈示

　小学校3年生の女児Gと30歳のその母親Hである。Gはコミュニケーションが取れないと言うことと、学校での孤立を主訴に受診した。未熟児で生まれ、正常知能であるが、心理テストで不注意のスコアが不良で、ADHD-

RS、PARSのスコアは共に高得点である。Hもまた、発達の凸凹が自分にもあるのではないかという。Hは自分の母親からは人格の否定に近い言葉を投げつけられ、激しい体罰も受けて育ち、実に5～6歳から希死念慮があったという。高校生頃に破綻を来し、精神科での治療を数年間受け最近まで服薬をしていた。子育ての中でみずからの過去のフラッシュバックに悩まされ、「子ども育てたくない！　死にたい」と言って、ネットカフェに2日間閉じこもっていたというエピソードがある。親子併行治療を提案し、母親の治療を開始したところ、幻聴の訴えが聞かれた。自分の中に何人かいる感じがずっとしていたというので、自我状態療法を開始した。

　1回目、身体の安心間のある部位を右手と答えたので、右手の辺りに緑の芝生を思い描いてもらい、簡易型の自我状態療法を行った。「皆、出てきて」と声をかけると、数人が現れた。性別と年齢を確認し、名前を付けてもらった。30歳頃の女性、ユカさん。小さい赤ちゃんの女の子、チカちゃん。幼稚園、アンズちゃん。小学校低学年、ハッサクちゃん。小4ぐらいの女の子、コスモスさん。それ以外に、影のような人、ぼんやりしている男性がいるというので、ユキオさんと命名した。心理教育を実施し、最年少チカちゃんの治療を行った。協力者を募ったところ、コスモスさんが名乗りを上げたので、コスモスさんが膝にチカちゃんを抱き、さらにそれを主人格が抱いて、チカちゃんに皆で感謝を述べて、パルサーをHに握ってもらい、皆一緒に鎖骨下部にパルサーを当てるというイメージで、Hの鎖骨下部にパルサーを当ててもらい、2セットの左右交互振動刺激による簡易型処理を行った。この間、Hは泣き続けていた。

　2回目、今回はユキオさんを取り上げた。ユキオさんは少し渋っているというがユカさんが協力をしてくれて、全員でユキオさんに感謝を伝えることができた。全員一緒にやるというイメージで、4セットのパルサーによる簡易型処理を実施した。

　3回目、チカちゃん、アンズちゃんは早々見えなくなったという。ユカさん、コスモスさん、ハッサクちゃんも小さくなっている。コスモスさんは小学校中学年ぐらいの女の子とわかる。ユカさんを中心に、みなで4セットパ

ルサーによる簡易処理を実施した。

4回目、前回から様子がおかしい。ユカさんが怒っている。コスモスさんも寝てしまって、放っておいてほしいと言っているという。コスモスさんのそばに新しい女の子が登場した。何を怒っているのか確認してもらうと、記憶をつないでだいじょうぶなのかHを主人格と認められないという。ユカさんによればこの新しい人が辛い記憶を抱えているという。名前を聞くとサクラさんという名前であった。中学生の頃、家の中に居場所がなく、その前後から、母親から怒鳴られ叩かれているときに意識を飛ばしていたことを想起する。皆に呼びかけて、再びパルサーによる簡易型処理を実施した。

5回目、コスモスさんとサクラさんの記憶を扱う。それぞれ小学校高学年、中学生の時のさまざまな記憶を抱えていたことが明らかになる。パルサーによる簡易処理を主人格のHとともに行った。

その後、数回の自我状態療法で主としてコスモスさんのトラウマ処理を行った。皆でコスモスさんに感謝をして、皆でコスモスさんを守る約束をした。

こうして治療開始後6ヵ月目には協力をしてゆくことが出来るようになってきたので、自我状態療法はせず、外来ではGとHにTS処理による簡易型処理を繰り返すだけになった。治療開始後1年あまりり、皆仲良くやれているという。実の親に会った後に数日不調になる状態は続いているが、母子ともに安定した生活が送れていて、治療開始後2年後、母子ともにトラウマへの治療は終了となった。

5　さまざまな事象への対応

a. パーツが現れない

パーツの登場の仕方はさまざまである。パーツの一部しか登場しない、あるいはまったく現れないことがある。パーツがまったく登場しない、あるいは、気配だけで見えないというとき、筆者はとりあえず「平和共存、一人も消えなくてよい、皆で協力し合おう」という心理教育だけして、自我状態療法はひとまずおき、主人格の簡易型トラウマ処理だけ実施するようにしてい

る。主人格のトラウマ処理が1クール終了して、そのフラッシュバックに対する治療効果がパーツたちにもわかれば、自我状態療法にも参加してくれるようになりやすいからである。

　一部のパーツが隠れていて出てこないという場合にも、参加しているパーツを中心に簡易型トラウマ処理を実施すればよい。平和共存の呼びかけは部屋の中に出てこなくても聞こえているからである。

　性的虐待などの症例（特に男性の性的虐待）で非常に治療への抵抗が強い場合に、家の一階部分にどうしても登場できず、地下に行かないとパーツに会えないという症例がある。この場合には地下におりて行きパーツに会わざるを得ないが、基本的な方法は同じである。パーツ間が互いに敬意をはらい、平和共存で協力し合うこと、皆とコミュニケーションを取ること、パーツへのコミュニケーションは必ず主人格を通して行うことなどである。このような場合にも、地下で出会ったパーツに、できるだけ地上階で会えないかお願いしてみる必要がある。

b. パーツの数が多くて部屋からはみ出す場合

　その一方、数十人から数百人のパーツが溢れ、家の中に収まりきれないと述べるクライエントもいる。その場合、パーツがこちらのお願いを聞いてくれるかどうかがまず大事なポイントになる。ある程度指示に従ってくれるのであれば、パーツの大まかな年齢別に集めて、スクール形式で手動処理を一緒にやってみるか、あるいは十数人であっても「皆一緒にやるよ」と宣言して主人格にパルサーを握ってもらい4セットを実施すればよい。1回目は幼児さんのパーツを集め、年長のパーツの中からお世話係をお願いして、主人格と一緒にトラウマ処理を実施し、2回目は学童のパーツを集め、同じように主人格と一緒にトラウマ処理を行い、3回目は思春期のパーツを集めて行うといった具合である。

　こういう症例というのは発達障害の基盤にトラウマ的な事象が幼児期からずっと継続して重なっていて、それこそ数え切れないほどのトラウマ的な事象にさらされ続けたという場合である。何度か実施して、皆が平和共存の状

態になればその後は、普通の簡易処理を主人格に対して実施して行けば良い。

c. 主人格およびパーツが指示に従わない

平和共存という呼びかけに応じない、トラウマ処理に参加しない、主人格の呼びかけに応じない、主人格そのものが、パーツとの共存を応じないなど、最初から治療への抵抗を示す場合も希ならず経験する。

2つの場合がある。1つは治療に対する不信が大変に強い場合である。このようなクライエントの場合には、とりあえず主人格に対するトラウマ処理を実施して、その効果を見てもらうしかない。

もう1つはもっと手が込んでいる。それはクライエントがパーツを使い分けて生活をしていて、それによって何らかの利得がある場合である。多重人格はヒステリーの一種である。つまり疾病利得が存在すると、そこからの変化は難しいところがある。しかしながら解離を使い分けていたとしても、パーツの行動はすべて最終的にはパーツ全員に返って来ざるを得ない。つまり長期的に見たときに、解離を用いた疾病利得は最終的には存在せず、主人格を含めた全パーツで協力し合うことが必然的な帰結になる。そのことを全パーツに説得し、少しずつ皆が相互に尊重し合い、協力し合うように働きかけていかなくてはならない。

蛇足を付け加えれば、精神科病院で治療を行っているときに、このような場合の1つの妨げになるのはわが国の精神科病院の治療構造そのものにあるのではないだろうかと感じることがある。わが国の精神科病院はしばしば1つの完結した世界を形成していて、クライエントが治療を終えて病院が抱えるさまざまな機能から自立し、離れてゆくということが目標としてあまり意識されていない。その是非を問いたいのではない。複雑性 PTSD の治療をしていると、このような治療構造そのものが良くも悪くも、病気から抜け出してゆく時に妨げともなると感じられるのである。本来、病院を訪れる目的は病院を訪れなくても良くなることである。難治性の統合失調症の治療のためのさまざまな機能が、複雑性 PTSD の治療の場合にはむしろマイナスに働くのである。おそらく発達障害の治療の場合も事情は実は同じなのではないか

と考えるのであるが。

6　自我状態療法の活用

a. リソースに会いに行く

これは解離性同一性障害以外の患者にも、あるいは治療者自身にも活用が可能な技法である。スタンダードなやり方で地下室に行き、そこで、リソースである自我状態に出会い、そこでクライエントが現在困っている問題を尋ね、リソースとしての自我状態からアドバイスをもらう。こうして出会ったリソースは、うすうす気づいていて言語化ができずにいるような問題やその解決方法について、実に的確なアドバイスをしてくれるものである。

b. 喪の作業

これは筆者が試行的に行っている治療である。喪の作業が必要なクライエントに対して、自我状態療法を用いて、死者に会いに行くのである。

症例呈示

Iは30代の女性である。夫は自衛隊のレスキュー専門の隊員であったが、夜間の救助訓練のさなかに、ヘリコプターの操縦ミスによって墜落し死去した。自衛隊は深海からの引き上げを試みたが、夫の遺体のみ引き上げができなかった。幼い子どもがおり、その子どもと母親の相談を受けて治療を行った。事故から2ヵ月が過ぎるまで、睡眠の確保など身体的なケアを行い、その後、子どもたちに対してはパルサーを用いたトラウマ処理を実施し、母親には自我状態療法を用いた死者との対話とそれに続くトラウマ処理を実施した。

自我状態療法は計4回にわたって行い、Iは夫との対話を通して、夫への感謝と別れを告げることができた。子どもたちも、父親の死を受け入れることができた。Iは子育てを十全に行い、また事故に対する責任を自衛隊側にきちんと求めることができた。つまり社会的機能を落とすことなく生活がで

きた。

　このような治療をこれまで数人に実施したが、それぞれに良い結果を得ている。

　自我状態療法を実施してゆく上で必要な姿勢とは、心というものへの信頼である。

　他のパーツから嫌われまくっている暴力的なパーツといえども主人格を助けるために生み出されており、どのパーツも大切な兄弟姉妹である。心の働きが生み出したものに、無意味なものは1つもない。個々のパーツに主人格がそして治療者が、深い感謝と敬意と信頼とを持ち続けることこそ、凄惨な心的外傷体験を有するクライエントの治療を進めて行くのに必要な基盤である。

第6章

TSプロトコールは
何をしているのか

1 TS プロトコールの科学的判定

a. RCT の概要

TS プロトコールは複合的な要素を有する治療パッケージであり、本来は
その要素の 1 つ 1 つへの科学的判定が必要と考えられる。しかしまずは TS
プロトコールそのものの判定を行うことが急務である。そこで TS プロトコ
ールのランダム化比較研究を実施した。

重症のトラウマ歴を持つ患者に診断を行い、複雑性 PTSD と判定された成
人患者の対象を治療への同意を得たのちに 2 群に分けた。当初対象をそれぞ
れ10名としていたが、乱数表において、奇数を A、偶数を B として当ては
めて行くと、両者の数が合うところが11名ずつのところであったので、組み
込みの順番にそって A 群11名と B 群11名とに順番に分け、A 群を先行治療
群、B 群を待機後治療群とした。A 群には TS プロトコールによる治療を直
ちに実施した。B 群は 2 ヵ月から 3 ヵ月間、トラウマ処理を伴わない通常の
精神科診療を実施した（図 6）。B 群はさらに 2 つのグループに分かれた。
1 群はわれわれの医療機関で一般的精神科治療を最初に行ったグループで、
服薬は A 群と同一の TS 処方を服用の上、簡易型トラウマ処理を行わず、一
般的な精神療法を数ヵ月間実施した（自院治療群）。もう 1 群は、既に他の精
神科外来において治療が実施されていたため、その治療施設でそのまま数ヵ
月間の治療を継続してもらい、その後に服薬の変更をはじめ、TS プロトコ
ールの治療を開始した（他院治療群）。前者が 5 例、後者が 6 例であった。

b. 対象と治療の詳細

A 群女性10名、男性 1 名、31歳から43歳、平均年齢38.5（±4.2）歳、B 群
女性10名、男性 1 名、22歳から48歳、平均年齢41.6（±7.3）歳、両群の男女
差、平均年齢に有意差は認められない（t=1.2；p=0.67, n.s.）。女性が多かった
理由は、今回の研究の対象となった患者のほぼすべてが問題行動などで受診
した子どもの親だからである。難治性の発達障害や不登校の背後に、世代を

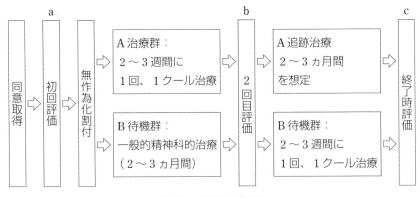

図6　RCT の概要

またぐ子ども虐待や家庭内ドメスティックバイオレンス（DV）がしばしば認められる（野坂、2019）。対象の成人はいずれも社会的適応は不良といわざるを得ない状態であった。子ども虐待の既往19名（うち性的虐待の既往5名）、激しい DV の被害者3名、子どもの児童相談所への相談の既往15名である。また自身が社会的養護を経験した者が2名いた。

　治療開始前（時点a）、A 群先行治療群は1クール実施後（時点b）、B 群待機後治療群は数ヵ月間の一般的治療を受け TS プロトコールによる治療を開始した時点（時点b）、さらに A 群では数ヵ月間のフォロー後（時点c）、B 群では1クールの治療を実施した後（時点c）に、それぞれ、出来事インパクト尺度（IES-R、Asukai et al., 2002）、ベックのうつ病尺度（BDI-II, Kojima et al., 2002）を評価し、その比較を行った。また治験開始a、終了c の時点で「機能の全体的尺度（Global Assessment of Functioning; GAF）」（Patterson et al., 1995）による評価を行った。このようにクロスオーバー型の治療研究である。

　複雑性 PTSD は治療の継続自体が困難な対象で、さまざまな脱落症例が認められた。その場合には、空きが生じたところに、次の候補者を入れるという方法で対象者を補完した。A 群の場合には軽快ドタキャン（症状が改善した後来院が突然途絶え、c のデータが取れなかったグループ）が2名ほど認められたが、B 群の場合は、待機中のさまざまな問題が希でなく（自殺未遂で入

院した、子どもを虐待し子どもが保護された、離婚し突然引っ越して音信不通になったなど）、実に6名が最終的に入れ替わることになった。

　除外診断として当初は解離性同一性障害と、双極I型障害をあげていたが、その後の議論で、前者に関しては複雑性PTSDと不分離なものと考え（Rodewald et al., 2011）治療開始後に初めて明らかになった場合には対象から除外としなかった。後者については、複雑性PTSDとは別の問題として治療後に明らかになった場合には対象から除外した。3つの時点のデータを得た対象の中で、A群の1名に双極I型が認められ、またB群の1名が多重人格と拒食に伴う拒薬があり内科への入退院を繰り返し継続的な治療が出来ずプロトコールの不遵守と判断され除外とした。しかしながら両者とも少なくともフラッシュバックに関しては軽快が認められ、各スコアも改善していた。

　患者の服薬状況について述べる。A群でTS処方（極少量炭酸チリウム、アリピプラゾール、ラメルテオン、漢方薬の組みあわせ）以外に追加して服薬を行ったものは、偏頭痛が明らかになりリザトリプタン10mgを頓服で用いたもの1名、前医から継続して服用しているクロナゼパム5mgの継続服薬1名、同レベチラセタム125mg1名、西洋薬を拒否し漢方薬のみで治療を行ったもの1名である。B群での他院での治療を行った6名の服薬内容は、バルプロ酸200mg、リスペリドン3mg服用1名、アリピプラゾール3mg服用1名、セルトラリン50mg服用2名、タンドスピロクエン酸30mg服用1名、バルプロ酸200mg、デュロキセチン60mg服用1名、フルボキサミン50mg服用1名であった。TS処方への切り替えは予想に反して全員速やかに実施が出来たが、これは恐らく、きちんと服薬をしていなかったからということが大きいのではないかと考えられる。なおこの6名に関しては、1名のみ夫婦カウンセリングを受けていたが、それ以外はすべて支持型カウンセリングが行われていた。B群における簡易トラウマ処理を実施後のTS処方に追加しての服薬は、スボレキサント5mg、ブロチゾラム0.125mg服薬1名、スボレキサント20mg、ブロチゾラム0.25mg服薬1名、ブロチゾラム0.125mg、デュロキセチン20mg服用1名、デュロキセチン20mg服用1名であった。

　TSプロトコールの治療はすべて一般的な精神科外来で行い、特別枠を設

けなかった。またすべて外来主治医が行い、心理士などへの治療の依頼を行わなかった。1回のセッションは10分間程度であった。なおB群待機群でわれわれが治療を行ったグループ（自院治療群）において待機中の治療は、フラッシュバックに気を付けながら一般的な支持的精神療法を行い、治療時間15分間以上（つまり簡易処理の時間よりも長い治療時間）を取った。

　TSプロトコール開始後、4-6回の簡易型処理が終了し、フラッシュバックが軽減したと患者から報告されたところで1クールの治療を終了し、各尺度の評価を行った。A群に関しては、1クール終了後、少なくとも2ヵ月間のフォローアップを行い、その後に時点cでの尺度による評価を行った。ちなみにB群の他院治療群において、当初はトラウマ処理を実施する数ヵ月間だけの転院で、終了後元の医療機関に戻るという契約であったが、終了後も全員から継続治療を希望され、元の医療機関に戻った患者はいなかった。

c. 結果

　TSプロトコールによるトラウマ処理を実施した回数は、A群a～b間において、最小4回、最大7回平均5.4（±0.8）回、B群b～c間において最小4回、最大7回、平均5.2（±1.0）で、両群において有意差はなかった（t=0.44; p=0.59, n.s.）。この間のA群の1クール平均日数は110.9（±32.3）日、B群の平均日数は99.5（±38.0）日で、こちらも有意差がなかった。両群ともできるだけ2週間に1回程度の治療を行うことを目標にしたのだが、平均すると両群とも平均20日前後、3週間弱に1回の治療になった。ちなみにA群のフォローアップ期間（b～c）の平均受診回数は4.3（±0.6）回で外来受診の回数は有意に減少した（t=3.48, p<.01）。フォローアップの日数は89.3（±29.6）日で、A群B群の治療期間に比べそれぞれ有意差がなく、約3ヵ月間のフォローの後でのデータ取得であった。

　TSプロトコールの治療効果を判定するため、2（群：A群・B群）×3（時点：a・b・c）2要因の分散分析を行った。その結果、IES-R総得点については群と時点の主効果（それぞれ $F(1,20)$＝5.10, p<.05, $F(2,40)$＝47.63, p<.001,）と交互作用が有意だった（$F(2,40)$＝14.81, p<.001）。単純主効果の検

表6　IES-R、BDI-Ⅱの平均点、標準偏差および分散分析結果

	治療前 a		治療群 治療後 b		待機群 治療後 c		時期	群	交互 作用
	M	SD	M	SD	M	SD	F	F	F
IES-R 総得点									
A 治療群	48.09	(6.71)	17.64	(9.93)	18.18	(9.60)	47.63**	5.10**	14.81**
B 待機群	46.63	(16.88)	45.09	(14.56)	17.55	(9.79)			
BDI-Ⅱ得点									
A 治療群	24.18	(8.74)	9.73	(7.62)	8.55	(7.49)	22.17**	6.68*	4.24*
B 待機群	27.55	(10.95)	25.09	(9.26)	14.09	(9.52)			

*p＜.05　　**p＜.01

定を行ったところ A 群と B 群、時点 b において有意な単純主効果が確認され、A 群では、時点 a と比べて時点 b・c の得点が有意に低く、時点 b・c 間には差が認められなかった。一方、B 群のスコアは時点 a・b と比べて時点 c の得点が有意に低く、時点 a・b 間には差が認められなかった。また、3時点において、A 群 B 群の有意差がみられたのは、時点 b のみであった（表6、図7）。以上のことから、TS プロトコールがトラウマ症状の軽減に役立つこと、さらにその成果が持続することが示された。同様の分析を BDI-Ⅱ得点について行い、主効果（$F(1,20)=6.68$, $p＜.05$, $F(2,40)=22.17$, $p＜.001$）と交互作用（$F(2,40)=4.24$, $p＜.05$）が有意だった。単純主効果の検定を行ったところ A 群と B 群、時点 b において有意な単純主効果が確認され、A 群では、時点 a と比べて時点 b・c の得点が有意に低く、時点 b・c 間には差が認められなかった。一方、B 群のスコアは時点 a・b と比べて時点 c の得点が有意に低く、時点 a・b 間には差が認められなかった。また、3時点において、A 群 B 群の有意差がみられたのは、時点 b のみであった（図8）。以上のことから、TS プロトコールが抑うつ症状の軽減にも役立ち、さらにその成果が持続することが示された。

　また GAF 尺度の変化について、2（群：A 群・B 群）×2（時点：a・c）を要因とする2要因の分散分析を行ったところ、群と時点の主効果が有意

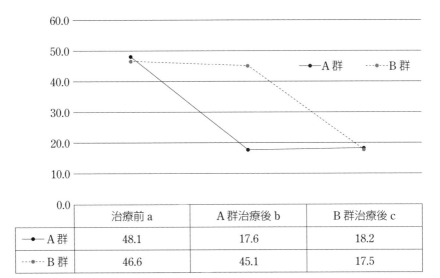

	治療前 a	A 群治療後 b	B 群治療後 c
●—— A 群	48.1	17.6	18.2
●---- B 群	46.6	45.1	17.5

図 7　IES-R 総得点の推移

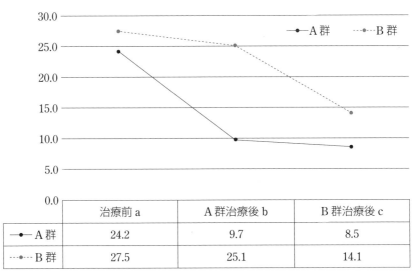

	治療前 a	A 群治療後 b	B 群治療後 c
●—— A 群	24.2	9.7	8.5
●---- B 群	27.5	25.1	14.1

図 8　BDI-Ⅱ得点の推移

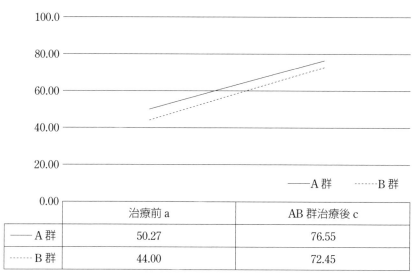

	治療前 a	AB 群治療後 c
—— A 群	50.27	76.55
······ B 群	44.00	72.45

図9　GAF スコアの推移

（それぞれ $F(1,20) = 9.63$, $p < .01$；$F(1,20) = 657.72$, $p < .001$）で、交互作用に有意差は認められなかった。これらの結果から、もともとのベースの値にA群とB群とで差はあるものの、等しく治療の成果があったと言える（図9）。

　B群において待機中（a～b）に服薬の内容はTS処方および一般的な精神療法を数ヵ月行った5名と、他院にて主として抗うつ薬による治療を継続したグループ6名との間の比較では、予想に反して両者の差は認められなかった。

　それ以外の変化について、特にB群において待機中にさまざまなハプニングが起きて脱落例が多く認められたことは既に記した。プロトコールを終了した22名についてもさまざまな変化が認められた。子どもへの加虐が軽減した者が22名中実に13名に認められた。夫婦仲が改善し夫と再び暮らすようになった者2名、新しい恋人が出来た、再婚した者3名、新しい仕事につくことが出来た者3名、ゴミ屋敷が改善した者2名、子どもへの加虐をしていた夫と別居した、あるいは別居していたが離婚を決意した者3名、社会的養護にいた子どもが帰ってくることが出来た者1名など、全体としては大きな

プラスの変化があった。一方で、子どもが新たに保護され社会的養護に行った者1名、治療中に多重人格が明らかになり、その後、そのための治療が必要になった者も1名に認められた。

d. まとめ

今回の結果では TS プロトコール全体としての有効性が示された。TS 処方だけでもそれなりに効果があるのではないかと、当初われわれは考えていたが、こうして RCT を実施してみると簡易型トラウマ処理を実施して始めて優れた効果を示すことが明らかになった。

今回の対象において、A 群先行治療群に比べ、B 群待機後治療群において明らかに脱落が多かった。その理由は、効果の上がらない治療では、患者に来院し続けてもらうことがいかに困難かということに尽きる。逆に治療の効果が上がれば継続的な外来治療が可能である。既に記したように他院で待機期間の治療を実施した群において、元の治療機関に戻った患者は皆無であった。また A 群においてフォローアップ後に悪化が認められず、TS プロトコールの治療効果が一時的なものではないことが示された。

今回の治験に参加してもらった患者のほぼ全員が、子どもの問題行動で受診した親の側の患者である。すでに示したように、治療前の各尺度の得点は決して低くなく、軽症というわけではないが、少なくとも家庭を持つことができた実績のある患者であり、最重症の複雑性 PTSD を集めていない点は、この研究の限界である。

本研究は、明治安田こころの健康財団2020年度研究助成金の助成を受けた。本研究は、堀田洋、涌澤圭介、和田浩平、鈴木太、森本武士、椎野智子、友田明美との共同研究である。共同研究者に謝意を表したい。

2　TSプロトコールの作用機序

a. ポリヴェーガル理論

　EMDRは、ヴァン・デア・コーク（2014）のいうトラウマ処理の2つの要素を併せ持っている。つまり、認知行動療法としてトップダウンによるトラウマ処理の要素と、身体に働きかけるボトムアップの要素である。EMDRの臨床研究の中で、眼球運動なしでも有効という報告があった（Schubert et al., 2011）。EMDRから眼球運動を引き算すれば、認知行動療法の暴露法になるので、有効というのは当然である。だが本当に重要なのはその逆のところにある。認知行動療法の要素を抜いても、両側刺激だけで治療効果があり、複雑性PTSDに対してはむしろこちらのほうが有効なのである。この辺りのところが、まったく意識されないところこそ、西欧系の治療の限界であり、トラウマ処理といえども、従来の治療は言葉に頼りすぎているのではないだろうか。

　長期反復性トラウマに起因する重症の解離には非常に不思議な両側面がある。つまり過剰反応と過小反応とが同じクライエントで同時に認められるという事実である。この現象に科学的な説明を与えたのがポリヴェーガル理論である（Porges, 2017）。

　この理論はポージェスによって提唱された。トラウマを巡る自律神経系の複合的な反応について説明する科学的な裏付けを持つ画期的理論である。この理論については、入門書が出ており、興味のある方はそちらを是非参照されたい。ここでは、できるだけ簡便な紹介を試みる。

　ポリヴェーガルとは直訳すれば複数迷走神経系になる。迷走神経は、12ある脳神経（脊髄を介さず、脳から直接体内の臓器に神経経路をつないでいる神経系）の1つである。脳と多くの臓器とを接続しているが、ポージェスによれば迷走神経の8割が感覚神経系であり、脳に直接臓器の情報を伝えており、残り2割が出力系で、臓器の活動の調整を行っている。ポージェスは、迷走神経は1種類ではなく、2種類からなることを見いだした。1つはより原始

的な無髄神経（神経の樹状突起の髄鞘による絶縁が行われていない）で、脳幹の背側部に起始するのでこちらを背側迷走神経系、もう１つはより進化した神経である有髄神経（髄鞘化がなされていて神経伝達速度はこちらが速い）からなり、腹側部に起始するため腹側迷走神経と呼ばれる。この２種類の迷走神経が異なった機能を司っているというのがこの理論の重要な着眼点である。

最も起源が古い背側迷走神経系は主に横隔膜下の臓器に接続し、消化吸収、睡眠、生殖などの生理学的状況を作る時の活動が中心である。また肺や心臓にもつながっていて、生命の危機が迫ると、徐脈や無呼吸を引き起こし、結果的に酸素の消費を非常に抑制する。一方、腹側逃走神経系は、主に横隔膜上の臓器に接続し、表情やアイコンタクトなどの社会交流システムとして構能し、社会的な関わりを作る状況において働いている。

ポージェスは、生体が危機に陥ったとき、系統発生的な順序とは逆向きに神経系が発動されると考えた。

危機状態において、腹側迷走神経系による社会交流システムが活性化し、人間関係を過して危機を乗り越えようと試みる。言葉や表情などで、自分に敵意がないことを伝える。その上でなお危険が迫ると、今度は交感神経系が活性化し、闘争・逃走反応と一括される生理学的状態が引き起こされ、全身の活動が亢進し危機場面からの離脱が行われる。つまりここまでの時点では、トラウマに関連する状況に対する強い反応という形で生体の危機回避が生じている。

ところがこの一連の闘争反応がうまく働かず、さらに致命的な危機が迫る状況になると、今度は進化の過程でより古い背側迷走神経革が活性化し、凍りつき（フリーズ）として知られるシャットダウンが生じる。身体が動かなくなり、心拍や呼吸は下がり、死んだふり状態がもたらされる。この死んだふりは、タヌキやオポッサムの仮死擬態など、さまざまな動物でも目撃されており、最大限の危機状態に陥ったときの生体の反応として広く知られている。

このように、役割が異なった複数の迷走神経の働きによって過剰反応から過小反応へとスイッチが切り替わるという、生体のトラウマ反応の謎が解け

る。

このような神経系の切り替えについて、ポージェスは、高次の脳による判断ではなく、大脳辺縁系や脳幹レベルのもっと原始的反応によるものと考えた。これを彼は、パーセプション（一般の認知受容）から分けるために、ニューロセプションと呼んだ。内臓感覚や五感なども含めた心身の反応システムである。

トラウマに関連する神経系の調整が、大脳新皮質ではなくもっと深い脳のレベルの反応として生じてくるという説明は、これまで述べてきたトラウマにまつわる諸相をそっくり説明することに気づかれるであろう。さらにこのような視点から見れば、大脳皮質をもっぱら用いたトップダウン型（認知行動療法による暴露法）のトラウマ処理のみでは不十分で、身体に働きかけるボトムアップ型のトラウマ処理の優位性が浮上してくる。

b. 迷走神経刺激療法

迷走神経に関してはあまり知られていないもう1つのトピックスがある。迷走神経に対する電気刺激療法である。迷走神経刺激療法（Vagus nerve stimulation therapy；VNS; Toffa et al., 2020）は、難治性のてんかんに対し実施されてきた外科的治療である。頸部のところから迷走神経を露出させ、そこに電極を付け、電気刺激を加えるのであるが、これによって約60％の患者にてんかん発作の減少が認められる。この治療手技はアメリカ合衆国FDAでの承認を経て、わが国でも2010年に保険適応になった。つまり既に確立されている治療法である。

ところが最近になって、このVNSが別の領域に有効なことが明らかになってきた。最初はうつ病の治療として用いられ、難治性のうつ病の約25％前後に有効という報告がなされていて（Carreno et al., 2017）、アメリカ合衆国ではFDAで既に承認されている。有効なのはどんなうつ病だろうという疑問が湧くが、文献を読んでみた限り明確な輪郭ははっきりしない。

さらにごく最近になって、慢性の炎症に有効という報告がなされるようになった。最初は慢性リウマチの症状緩和に有効（Koopman et al., 2017）とい

う報告が現れた。もちろん炎症への根本治療ではなく、慢性リウマチの悪化を引き起こす、サイトカインの分泌を抑えるからと説明されている。クローン病の症状緩和に有効という報告もなされている（Marshall et al., 2015）。このように、VNS、迷走神経への電気刺激治療は予想外の領域に少なくとも臨床的には有効性を示すことが明らかになった。

3　TSプロトコールは何をしているのか

　TSプロトコールはVNSを行っているのか。治療実施の前後で、心拍の変動が確かにあり、漢方の脈診によって確認を行うと、腎虚の脈が数分の治療の後に改善するのが顕著である。また神田橋処方の主薬である桂枝加芍薬湯は、迷走神経緊張亢進作用があると漢方医の間では言われてきた。芍薬については、神経シナプスのカルシウム流入阻害の働きがあり、甘草は神経シナプスのカリウムの流出阻害があることがわかっているが、桂枝加芍薬湯に限定した研究や文献は見当たらない。

　神田橋（2009）は桂枝加芍薬湯が抗てんかん作用を持つことに触れ、フラッシュバックは生理学的にはてんかん類似の現象なのではないかと述べた。TSプロトコールのフラッシュバックに対する優れた効果を見る限り、特に迷走神経の刺激、調整作用が効果の背景にあると考えても良いのではないだろうか。TSプロトコールは生体に、VNSの抗てんかん作用、さらに抗炎症作用によく似た影響を及ぼしているのではないかと考えられる。トラウマ系のフラッシュバックに対する治療の研究は始まったばかりである。今後の研究の成果を期待したい。

第7章

終結に向けて

1 他の技法との組み合わせ

TS プロトコールは短時間で実施が可能なので、他の技法と組み合わせやすいトラウマ処理技法である。かなりマニアックな内容になるが、ご寛容いただきたい。

a. ホログラフィートーク

自我状態療法との組み合わせは先に詳細に述べた。臨床催眠が基盤であるわが国の嶺によって開発されたホログラフィートークもまた、この TS プロトコールに相性が良い治療技法である。ホログラフィートークの詳細な内容は成書（嶺、2020）を参照してほしい。TS プロトコールはフラッシュバックに限定をした処理技法なので、愛着障害の修復は別の治療技法を併用する必要がある。特に、ホログラフィートークの光の柱のワークは、精神療法の枠組みの中で可能な愛着の修復のための技法として秀逸である。このワークの中に、新たに向かい合うことになるトラウマ的なイベントに対し、自我状態療法と同じようなやり方で TS プロトコールを挟んでゆくと、速やかな進展を得ることができるのを筆者は何度か経験している。これは、次のような状況になるからである。

虐待的な実親がまだ生きている場合、ホログラフィートークの治療の中で、理想的な親との間の交流を催眠下とは言え経験することができて、愛着の修復に進展が見られた症例において、たとえ親との没交渉を実行していたとしても、実親のさまざまなアプローチや振る舞いがクライエントにいくらかなりとも届かざるを得ない。その都度、クライエントは、その落差に対し、再び強烈な不快感と怒りとに見舞われることになる。ここで TS プロトコールによる処理を挿入させることで、クライエントが現在向かい合うことが必要な、別の愛着形成（これはクライエントのパートナーだったり、子どもとの間の関係だったりする）に断裂を引き起こすことなく、自身の愛着の修復を進めることが可能となる。

もう１つの使い方は、先に TS プロトコールによって場合によっては自我状態療法を組み合わせて、フラッシュバックの治療を先に済ませておき、その後で、ホログラフィートークによって過去への遡及を加えた愛着の修復を実施するというやり方である。

症例呈示

　30代後半女性 J、多重人格があり継続的な希死念慮にさらされていた。この症例もまた子どもの治療からであった。子どもの父親とは離婚し、ひとり親で子どもを育てていたが、その前に離婚歴があり、その結婚で生まれた子どもを前夫とその親が引き取っていた。J は自分の母親の同棲相手から継続的な性被害を受けた。性被害が明らかになってこの同棲相手は家からいなくなった。J は仕事を転々とした。性被害のフラッシュバックもさることながら、もっとも辛い体験は、自分の子どもを手放したことを母親から「子どもを捨てた」と非難されたことであったという。TS プロトコールおよび TS 自我状態療法によって種々のフラッシュバックは軽減したが、自分が子どもを捨てたという罪悪感は軽減せず、現在育てている子どもに対して不安定な対応を繰り返し、それによって J 自身が今度は不安定になることが続いた。

　そこで J に提案し、ホログラフィートークを実施した。スタンダードなやり方を少し変更し、いくつかのパートに分けて少しずつ行う方法をとった。それは、以下のようなやり方である。

　光の柱のワークで、実母（紫色をしたトゲトゲであった）を光の柱の上にあげる。実母にはそこで良い母親になる修行をしてもらい、数回の外来面接の度に、修行を終えた母親によって、時間を指定して遡及したその実際の体験の場面における新たな J との交流を行ってもらった。すると J の体内に、じつは緑のトゲが残っていることがわかった。これは光の柱の上にあげ切ることができなかった実母の遺物であった。この緑色のトゲが修行を終えた母親との交流を行うセッションを繰り返すうちに、徐々に暖かな丸いピンクの玉に変化するのが認められた。この治療を通して J の子どもに対する不安定な行動は著しく軽減した。

解説を加える。緑のトゲとはJの中に内在化された実母から取り込まれ一体化した部分である。この要素こそ生きる上で不可欠なエネルギーでもあり、また自分の中の忌避する実母要素でもある。ホログラフィートークのワークの中で、このマイナスの実母要素が本来の親から与えられるべきプラスのエネルギーへと転換されたのではないかと考えられる。

TSプロトコールの何よりもの長所は、フラッシュバック治療における即効性である。それに嶺によって磨きあげられたホログラフィートークを加えることで、子ども虐待における治療のもう1つの要ともいうべき愛着の修復という困難な作業に対し、新たな可能性が開かれるのではないかと考える。この領域に精通した臨床家によるさらなる展開を期待したい。

b. 思考場療法

もう1つが思考場療法（Thought field therapy; TFT）である。思考場療法は、症状に応じていくつかのツボを続けて指で叩くことにより、その症状をわずか数分の治療で軽快させるという治療技法である（Callahan, 2001；森川、2017）。こちらも詳細は成書を参照してほしい。大変に広い治療対象をもっていること、副作用がないことなど優れた特徴がある。さらにこの技法の重要性は心理的逆転という問題を取り上げたことである。

治療に際し患者の側に治りたいという気持ちと同時に治りたくなんかないという気持ちが生じるのは、とりわけ複雑性PTSDのような重症な患者において珍しくない。TFTではこの普遍的な問題の背後に、体の極性の変化など、むしろ生理学的な問題が含まれていることを発見し、心理的逆転と命名した。さらにこれを修正するさまざまな方法を編み出している。

TSプロトコールで処理は進展しているのに、特にさまざまな身体症状に悩まされることは希ではない。このときにTFTでいうトキシン（心理的逆転をはじめ治療を妨げる要因になるもの）のチェックをすると、ほとんどの症例にトキシンが見つかることに驚かされる。複雑性PTSDにおいて、トラウマに起因する実に多彩な心身を巻き込んだ諸症状が形成されているため、TSプロトコールの治療が進むと、今度はその過程を巻き戻すように、心身

の症状が出現と消退を繰り返すのを見ることがある。筆者はこんな場合にしばしば TFT のツボたたきを活用している。劇的な改善が認められること、副作用に相当するものがまったくないことはこの技法のなんと言っても最大の利点である。

症例呈示

第4章「子どもへの対応」で取り上げた9歳の女児Dの母親Fである。Fも両親から激しい体罰を受けて育った。成人し実家から遠方の地で仕事に就き、夫と知り合い結婚をしたが、夫は浮気を繰り返し、結局離婚になった。最初は娘の激しい癇癪に対して心臓が躍ってしまう、怒りのコントロールが出来なくなるということで、治療を開始した。TS 処方の服用と、パルサーによる簡易型処理の組み合わせである。計4回の簡易処理によって、娘の癇癪に対して冷静に対応が出来るようになり、同時に、この心臓が踊る状況は実は自分が子どもの頃に、母親からの激しい折檻の時に上げていた悲鳴のフラッシュバック（Dの叫び声に、自分の過去の叫び声が重なり、自分が受けた体罰の場面のフラッシュバックが生じる）であることが明らかになった。5回目には手動処理をフルセットで行い、フラッシュバックは著しく軽快した。

ところが次回になって、Fは激しい胸痛と、呼吸困難に襲われるようになった。これが生じる状況とは、家庭ではなく職場での男性の上司との緊張であることにFはみずから気づいていた。

まずトキシンの判定を行ったところ、愛飲しているカフェラテが陽性と判定された。ついで、身体の部位の反応を確かめたところ、胃、肺が陽性と判定された。そういえばFには喘息の既往があった。この両者とも、ぎゅっと緊張をした状態で引き起こされた症状であることが窺えた。そこでカフェラテの摂取を止めてもらい、3回にわたって、胃と肺にガミュート（手の甲）を加えたツボ叩きを実施し、家庭でも1日数回、その部位を叩くことをお願いした。すると胃→肺の順に陽性が陰性に変わり、胸痛と呼吸困難は速やかに軽快した。

9回目、娘も自分も切り替えが早くなったので普通の家庭と変わらないと

思うと述べるようになった。10回目、月経前の数日のイライラを乗り切れば大丈夫と報告された。ここで第5章でも述べたように、今度は弟Eの不登校が生じたのであるが、その治療も数ヵ月で終了し、さらにその後、約1年余りのフォローアップの後、治療開始後2年を経て家族全員の治療が終結した。

2　複雑性PTSDに治療終結はあるのか

フラッシュバックが治まったからといって、それで複雑性PTSDの治療は終わりではない。一般に社会的機能が極めて不良なクライエントが多く、ソーシャルワークを含む、多岐的なサポートが必要であり、治療者の伴走がしばらくの間は必要というクライエントがむしろ一般的である。

だがそのような重症のクライエントであっても、徐々に服薬する薬物が減ってゆき、やがて服薬は不要になり、仕事などが優先になって外来から遠のき、卒業してゆく。1年以内で卒業するクライエントもいれば、数年をかけて徐々に軽快してゆくクライエントもいる。さらには、数年間以上にわたり2週間に1回、かならず受診をしてきてパルサーの治療を受けるクライエントもいる。まるでマッサージを受けているような印象であるが、そんな重症なクライエントでも徐々に落ち着いてきて、親としての機能をきちんと果たせるように成長をしてゆくのに立ち会うことも少なくない。

治療終結に至った症例をもう1例示す。

症例呈示

初診時の主訴は子育ての悩みであった。娘は癇癪と発達の遅れがあり受診をした。この家族もまた子どもの受診から親子併行治療になっている。

家族歴としては、夫は音への過敏性があり、発達の凸凹があると診断を受けたという。怒りやすく、暴言暴力が出ることがある。母親であるKは幼児期から激しい子ども虐待を受けた。父親からは暴力を受け、母親からは暴言を受け続けた。さらに20代前半、支え合ってきた弟が自殺した。

娘を妊娠したとき既にリスクがあることはわかっていたので妊娠中からフォローを受けていたという。気分変動が継続的にあり記憶の断裂も認められた。小学校高学年から前の記憶が途切れている。20代まではKは霊が見えていたが、子どもが産まれてから見えなくなったという。しかし幼い娘が今度は霊が見えるという。さらに自分の中に昔から人格がいくつかあったという。

　Kは初診時、数ヵ月ほど体調不良で休職をしていて失職寸前であった。

　初診の時に、自我状態療法を行うと、3人格が明らかになった、思春期の女性みみさん、中年の男性おじさん、さらに驚くことに犬のたかさんであった。

　複雑性PTSDであることをKに告げ、TSプロトコールによる治療の概略を説明した。粉が苦手ということで、四物湯12錠、桂枝加芍薬湯12錠を朝夕分2、炭酸リチウム2mg、アリピプラゾール0.2mgはカプセルに入れてもらって夕食後に分1で服用を開始した。この時点で評価を行ったIES-Rは侵入25点、回避6点、過覚醒18点、総得点49点、BDI-Ⅱは41点であった。

　3週間後に1回目の治療があり、4セットによるパルサーの治療を開始した。違和感を確認すると、首の上がぼんやりするとのことで、手動で頸部と頭の処理を追加した。

　2週間後に2回目、さらに3週間空けて3回目の簡易処理を行ったが、この2回目と3回目との間に、夫が切れて暴力をふるい警察沙汰になるというエピソードがあった。この後、夫のカルテを作り、子どもと両親2名の併行治療になる。

　トラウマ処理は順調に進み、初診から2ヵ月半が過ぎた4回目終了後には、ストレスへの耐性が上がったという評価があった。ここでKはもとの職場に復職した。簡易型処理と自我状態療法によって、空白状態であった小学校高学年以前の状況が次々と想起され、それぞれの記憶を担っていたパーツも明らかになった。パーツにはその都度、感謝を述べて一緒に生きていきたいと提案したが、Kのなかで、記憶がつながるとそのパーツが「にこにことさよならをしてゆく」という感じで家の中から出てゆき、徐々に気配だけにな

っていったという。

　初診から5ヵ月目、8回目の治療の前後から、手動処理をフルセットで実施し、Kは家でも娘と共に1日1回程度は手動処理を実施するようになった。

　初診から8ヵ月目、娘が元気になってこれまで以上に母親を求めるので疲れてしまうことが訴えられるようになった。Kは時間の融通が利く新しい職場に転職しこの時点でフラッシュバックはほぼ軽快した。この時点から、悪夢がしばらく継続した。夫婦間の喧嘩でも手が出ることはなくなったが、怒鳴り合いは時々生じていた。外来ではパルサーを用いた簡易処理を継続した。フラッシュバックは良くなったが、仕事が忙しく、夫との妥協が大変と述べるようになった。治療開始1年が過ぎ、Kはヨガ教室に通うようになった。この時点で評価したIES-Rは侵入10点、回避3点、過覚醒9点、総得点22点、BDI-Ⅱは20点であった。

　2年目の治療は月に1回程度の受診になり、徐々に薬を減らしていった。やがて漢方薬はゼロになって、極小量炭酸リチウムのみになった。しかし2年目の夏、有名な俳優の自殺をきっかけに怒りの感情を抑えられないという状況になった。抑肝散を処方し、いくらか軽快したが、怒りはなかなか治まらなかった。ここで生活習慣を確認し、トキシンのチェックを行ったところ、愛飲しているコーヒーが陽性と出た。そこで3ヵ月ほどコーヒーを止めるようにお願いをしたところ、今度は秋口には抑うつ的になった。しかし本人の希望もあり、抗うつ薬を用いることは避け、月に1回の外来のたびに、パルサーと手動処理を用いた簡易処理を繰り返した。

　2年目の冬、実の両親が病気になり、避けていた両親と交流をせざるを得なくなったが、実際に会ってみたら両親が良い人になっていたのに驚いたとKは述べた。この交流を通して、過去のことを思い出しても怒りが噴き出すのではなく、育ててもらったという淡々とした気持ちになっていると報告された。この時点で評価したIES-Rは侵入3点、回避0点、過覚醒2点、総得点5点、BDI-Ⅱは8点であり、いずれも正常値に改善した。春になって、子どもと両親とも治療終結になった。丸々2年間の治療であった。

複雑性 PTSD と診断される人々は、よくもこれだけ集積するものだと驚く
ほどの、種々のトラウマを、家族メンバーのそれぞれが持っていることがむ
しろ普通である。家族の 1 人だけを取り出して治療を行っても、誰も幸福に
なることは出来ない。人はさまざまな歴史を抱えて生きているのであるから、
それぞれが抱えてきたものを尊重しつつ、それぞれについて、穏やかにリセ
ットすることが可能であれば、不完全にせよ、虐待の連鎖を乗り越えたと言
えるのではないだろうか。

付録1

TS プロトコールの
インストラクション集

1 トラウマ処理を行うに当たって

現在の適応状態を確認する。

解離のレベルを確認する（昨夜の食事の内容、お化けの有無）

現在が安全かどうか（安全でなくては、治療はできない）

睡眠状況（寝る時間、起きる時間）、食事をちゃんと取っているか

依存のチェック（アルコール、タバコ、覚せい剤、セックス、その他）

生活の基盤は？（生活費は大丈夫か？）

外来に定期的に通院が可能か？

治療のアルゴリズム（図1、第2章19頁）をチェックする。

2 初診の時に行う説明

1回目の面接での指示事項

「これから簡易型トラウマ処理という特殊な治療を行います。少量の薬と、漢方薬を飲んでもらいます。そしてパルサー（クライエントに見せる）を用いた治療をします。できるだけ2週間に1回の治療が出来ると良いです」（必要なら漢方薬の味あわせをする）

「昔のことを考えると嫌な気持ちが浮かぶのではないかと思います。その嫌な気持ちは、体のどの部位に感じますか？」（体の部位を確認する）

「なるべく昔のことは考えないで、その嫌な体の感じをパルサーと呼吸で抜いてゆきます。それを4〜5回行うと、フラッシュバック自体が軽くなってきます」

「1回の治療は数分間で終わります」

「治療が始まったら、これまで以上に昔のことをよく思い出すようになりますが、なるべく昔のことは思い出さないでください」

3　初診で行う簡易処理のデモンストレーション

「最近の2週間以内に、少し嫌なことがありませんか？　すごく嫌なことは駄目です。嫌さ加減を10点満点で表し、すごく嫌な体験を10点、まったく嫌ではない体験を0点とすると、6点ぐらいまでの体験です」（→そのような体験があれば）

「それを思い出すと体に嫌な感じが浮かぶでしょう。何処に感じますか？」（体の部位を確認する）

「一度体験の記憶そのものは頭から取り去って、その体のところに、パルサーを当ててください」（脈を測って、パルサーのスピードを調整→20回の左右交互刺激→深呼吸）

「嫌な感じはどうなりましたか？　少し軽くなりましたか？　先ほどの嫌な体験をもう一度思い出してみてください」（→クライエントが「軽くなりました」と言えば）

「ほら軽くなったでしょう、このメカニズムを使うのです。では2週間後に系統的な処理を実施しますから、必ず外来に受診してください」

4　2回目（簡易処理1回目）の簡易処理

服薬の確認をする。複雑性PTSDのクライエントは、驚くほど服薬のアドヒアランスが不良である。その背後には対人不信がある。まったく服薬ができていないようであれば、1回目の処理は止めたほうがよい。半分以上の服薬が出来ていれば1回目の処理に入る。

「初回の治療をします」（脈を測って、パルサーのスピードを決める、この脈がバタバタ亢進したときどの程度の早さになるのかを想定して速度を決定）

「1セット目が、お腹です」（乳頭の線を下に降ろして肋骨の辺縁の部位を示す）

「2セット目は、鎖骨の出っ張りの下の外側です。ぐっと押すと痛いとこ

ろがあるでしょう。そこに当ててください」（鎖骨下部の腎のツボの部位を示す）

「3セット目は頸です。頸動脈の前に当ててください」

「4セット目はこめかみです。それぞれ20回ぐらいの左右交互刺激をします」

「パルサーは両手で握ってください。お腹から上に向かって体に当ててゆきます。左右交互刺激が終わったらOKと言いますから、肩呼吸で強い深呼吸を1度してください。イメージとしては地面から気を吸って、頭のてっぺんから上に抜くという呼吸です」

（この後、4セットの処理を実施する、この間、パルサーはクライエントに持たせたままで、4セットが終わったらパルサーを回収する）

「体をチェックしてください、モヤモヤが残っているところがありませんか？」（よくあるのが胸の辺りから喉にかけてのモヤモヤ閉塞感である。ここは、ヒステリー球として昔からよく知られていた現象である。これは、言いたいことを喉で止める癖がついた状態を反映している）

（もしモヤモヤした部位があれば、その上下に手動で左右交互刺激と肩呼吸を再度行い、さらにチェックを行う。時に、モヤモヤが上に上がって体感されることがある。このときは、さらに上の部位に、手動処理を加える。→スッキリしたという感想が持たれたら終了する）

「今日はこれで終わりです。短時間の処理ですが、今日の夜とか明日の夜、嫌な夢があるかもしれません。でも1日か2日で消えると思います。できるだけしっかり寝てください」

5　TSプロトコール3回目（簡易処理2回目）──1クール終了まで

2週間の状況を確認し、必要があれば処置を行う。たとえば睡眠薬の追加、あまりに悪夢が強いときはその対応などが含まれる。次いで4セットによる簡易処理を行い、必要に応じて手動処理の追加を行い、不快感が抜けた感じになったことを確認する。

この簡易処理2回目から3回目の処理で、不快感が抜けるということが体感されるようになる。同時に、フラッシュバックが一時的に強くなる。経験的には、簡易処理3回目が、クライエントにとって最も辛く感じられることが多いようである。簡易処理の4回目以後、フラッシュバックが軽減してくる。フラッシュバックが軽くなって楽になったという感想が出たら1クール終了を告げる。

「フラッシュバックが軽くなってきたようですから、これでTSプロトコールによる簡易処理は終了です。次回に手動処理をフルセットで行います。これまで既に手動処理をやってきていますが、次回に通して一緒にやってみたいと思います」

6　手動処理のインストラクション

次の回に、フルセットで手動処理を一緒に行う。手動処理の部位をもう一度、提示する。

「パルサーは左右交互に振動を作る機械ですね。ですからこれは自分の両手を用いて作ることができます」

「両手でパタパタと叩きます。この叩く部位は、パルサーを当てる部位と同じです。ドスドス叩く人がいますが、パルサーの振動はとても柔らかい振動です」（パルサーを握らせ、振動を確認する）

「パタパタと軽く叩けばそれで大丈夫です」

「最初が腹の部位です。ここは自分のリズムより少し早めにやるのが良いようです」（20回から30回一緒に左右交互刺激をパタパタと実施し、一緒に深呼吸をする）

「次が鎖骨下部ですが、ここは自分のリズムで叩いてください。何度もやってゆく中で、手を交差させて反対の部位を叩くほうがよく効くことに気づきました。右手で左を左手で右を叩いてください」（20回から30回一緒に左右交互刺激をパタパタと実施し、一緒に深呼吸をする）

「首の部位は、後ろでも横でもかまいません。叩きやすいところを柔らか

く叩いてください」(20回から30回一緒に左右交互刺激をパタパタと実施し、一緒に深呼吸をする)

「頭も部位です。ここも最初は同じ側を上から下になで下ろしていたのですが、反対側をなで下ろしたほうが有効なことに気づきました」「あまり難しければ同じ方向の部位でもよいですよ。そうです。上手ですね」(一緒に頭の反対側を上から下になで下ろす動作をやってみる)

「これは雑にやらないでください。自分の頭をよしよしとなでているイメージで、自分はよくやっている、自分は逆境にもかかわらずやれてきた。自分はこれからもやってゆける。よしよし頑張っている。など自分の頭をよしよしとなでているイメージでお願いします」(15回から20回、頭の反対側を手の平で上から下になでおろし、一緒に深呼吸をする。パルサーを用いた処理と同じ効果が得られていることを確認する)

「手動処理は1日何度行っても良いです」

次回からフォローアップに入り、減薬を開始する。希望に添って処理も追加する。

7 幼児へのインストラクション

「びーびーをこれからします」(子どもの脈をとり、パルサーのスピードを調整する)

「これを握ってください」(パルサーを渡し、握らせる。手で鎖骨の当てる部位を示し、まねをするように促す)

「じゃあびーびーを始めますよ」(左右交互刺激を加え20回のカウントをする)「はいOKです。一緒に深呼吸しましょう」(深呼吸を一緒にする)

「今度は反対側に当ててください。両手でエックスです」(手を交差して、反対部に当てるように促し)「またびーびーしますよ」(左右交互刺激を加える)「はいOK深呼吸。これで終わりです」(パルサーを回収し脈を再度測って、脈の変化を確認する)

8　学童へのインストラクション

「みぎひだりのびりびりと深呼吸です」（脈を測り、パルサーのスピードを決める。パルサーを握らせる）

「当てる部位は、腹、鎖骨、鎖骨です」（腹の部位、鎖骨の下部、両手を交差させて反対側の鎖骨下部を手で示す）

「おなかにびりびりをしますよ」（20回程度の左右交互刺激）

「深呼吸」（一緒に深呼吸をする）

「次に鎖骨です」（20回程度の左右交互刺激）

「深呼吸。最後にもうひとつ鎖骨」（反対側に手を当てさせて20回程度の左右交互刺激）

「深呼吸」（パルサーを子どもから回収する）

「チェックしてください。もやもや、ぞわぞわが残っていないか見てください」（子どもが OK といったら、脈を測り変化を確認して）

「今日はこれで終わりです。お疲れ様でした」（もしぞわぞわがあると言ったら、その部位を挟んで上下に手動処理を加える）

9　自我状態療法のインストラクション

初回

「体の中で一番信頼感がある場所はどこですか。たとえば、足は丈夫だとか、おなかは壊したことがないとか、もしどこも安心が感じられないなら、心臓のところがよいと思います」（どこにもないとのことで、心臓の部位を用いることにする）

「軽く目をつぶってください。いろいろイメージをしてもらうものを言ってゆきますので、イメージできたら OK と言ってください」

「心臓のあたりに、緑の芝生の公園が拡がっているとイメージしてください」（OK を確認して）

「そこに立つ小さな家をイメージしてください」(同上)

「家の中に入ってください。ここはあなたの心のおうちで、安全な場所です。ここにいろいろ好きなものを持ってきてくださいね」(同上)

「家の中に入りましたか？　入ったら、『皆出てきて』と声をかけてください」

「何人いますか？　全員が出てこなくてもそれで良いです。男の子ですか、女の子ですか。それぞれ何人いますか？」(人数を確認する)

「それぞれのパーツの年齢と性別、名前を確認してください。名前がわからない場合には、本人に聞いてください。答えないときはこちらから提案するので、その名前でよいかどうか聞いてください」(そこに集まったパーツの名前、年齢、性別を確認する)

「皆に次のように伝えてください。皆大事な仲間、皆大切な兄弟姉妹。皆、つらい記憶を抱えてくれている。皆、平和共存、いらない人は１人もいないし、消える必要もない。そのかわり、皆で記憶をつなごう」(パーツの皆が聞いてくれているか確認をする)

「皆にありがとうと伝えてください。できれば一人ひとりをしっかりとハグしてください」(一番年齢が低い子を選ぶ)

「一番小さい子のつらかった記憶を今日は扱いましょうね」(年齢の一番低い子どもに主人格から呼びかけてもらう。必ずパーツへは主人格を通して呼びかけ、その答えは主人格を通して聞くようにする。パーツが１人で前面に出てくることはくれぐれも避ける)

「小さい○さんをしっかりハグしてください。これまでごめんね。これまでつらい記憶を持ってくれてありがとうと言ってください」(主人格が上記をつぶやくのを確認する)

「だれか手伝ってくれる人はいませんかと聞いてください」(○○さんが手伝ってくれますと名乗り出たパーツがあることを確認する)

「では○○さんに、小さい○さんを膝に抱いていただくようにお願いしてください。主人格の○さんも一緒に、パルサーを使ってトラウマ処理をします」(主人格にパルサーを握らせる)

「皆一緒にやりますよ。では小さいお子さんですから、お腹と鎖骨下部のところだけでよいので皆一緒にやりましょう」（左右交互刺激と深呼吸をそれぞれに行う）

「小さい〇さんはなんて言っていますか？」（ニコニコしていると主人格から返事があれば）

「今日は1回目なのでこれで終わります。次の会で、△さん（暴力人格）の記憶を扱いましょうね。もう一度確認してください。皆大事な仲間、1人も消えなくてよいから皆で記憶をつなぐ。皆で協力をしましょう。だれか反対している人はいませんか」（主人格が、反対している人はいません、と言うのを確認して）

「では目を開けてください。今日はこれで終了にします」

2回目以後

「今日は△さんでしたね。前回と同じように、軽く目をつぶってください」（前回と同じインストラクションを行う）

「心臓のあたりに、緑の芝生の公園が拡がっているとイメージしてください」（OKを確認して）

「そこに立つ小さな家をイメージしてください」（同上）

「家の中に入ってください。ここはあなたの心のおうちで、安全な場所です。ここにいろいろ好きなものを持ってきてくださいね」（同上）

「家の中に入りましたか？　入ったら、『みんな出てきて』と声をかけてください」

「〇さんいますか。△さんいますか。〇〇さんいますか……」（前回作ったパーツが全部いるかどうか確認する。新しいパーツには性別年齢の確認の上、名前をつけ、前回はいて、今回はいないパーツがいた場合には、どこにいるのか、どこに行ったのか、主人格から他のパーツに聞いてもらう）

「今日は△さん（暴力人格）ですね。まず全員で△さんに今まで皆を守ってくれてありがとうと感謝をしましょう」（小さな声で「いままでありがとう」とクライエントがつぶやくのを確認する）

「△さんは何か言っていますか？」(主人格を通して確認)

「では△さんをしっかりハグしてください。その上で、△さんと一緒に、4セットをします」(→クライエントにパルサーを渡す)

「ほかの皆も全員一緒にやりますよ」(4セット簡易処理を行う)

「△さんは何か言っていますか？」(主人格を通して確認する)

「もう一度、△さんに皆で感謝してください。これまでありがとう、これからもよろしくお願いします」(クライエントがつぶやくのを確認する)

「目を開けてください。今日はこれで終わります。次回には○○さんをしましょうね」

(日常的に、パーツ間でコミュニケーションがとれるようになったら、自我状態療法として呼び出すセッションは終了とする)

付録 2

セルフケアを
試みる人のために

1　トラウマ処理セルフケアをするに当たって

　トラウマ処理は、フラッシュバックを対象にした非常に特殊な精神療法の一種で、本来はセルフケアの対象ではない。可能であれば豊富な経験を持つ、専門家による治療が必要不可欠であることはいうまでもない。

　ただしその頻度の多さ、症状の多彩さ、何よりも専門家と言われる人々のこの問題に対する知識の乏しさのために、そのような専門家に巡り会う確率は大変に低く、やむを得ずセルフケアを行わざるを得ないという状況に多くの人々が置かれていることは予想できる。

　さらに問題は、深いトラウマを抱える人々が不可避的に抱える対人不信の存在である。筆者の治療の経験においても、治療が回り始めるまでの何度かが非常にデリケートで、そこで最低限の信頼を得ることが出来ないと、治療そのものが成立をせず、その一方で、治療の成果が出ていても、どちらかというと些末な問題で、あっさりと治療の継続をみずから切って転医してゆくクライエントも少なからず認められる。

　他方、治療というものの本質を考えたときに、専門家を介する専門性が高い治療から徐々に、誰でも可能なセルフケアの道に進んでゆくことは、正しい方向であると考えられる。後者のほうが何よりも安全な方法にならざるを得ず、また日常生活に密着した手技になることも必然であり、つまり治療より予防的な対応に近づくことにもなる。高血圧の治療が、瀉血から、降圧剤の服用、さらには食事、運動療法に向かうことは医学というものの必然ではないかと思う。さらにこの過程には、高血圧の健康へのリスクに関する啓発と、また健康器具としての血圧計が一般の人に行きわたることが前提として含まれている。

　これまで述べたことで明らかであるが、トラウマ処理に対してセルフケアを行うとなると、重症度が高い場合には危険が大きく厳に避けねばならない。

　どんな場合にはセルフケアは禁忌になるのだろうか。

　第4章「子どもへの対応、さまざまな事象への対応」でも書いたように、

パルサーを用いて解除反応が起きる場合とは性的虐待である。そして、フラッシュバックの蓋が開いてしまうことの最大の危険性は死にたくなることである。

「患者の自殺を防ぐというところに精神科受診を続ける最大の意味があり、どんなに下手な精神科医であってもクライエントは主治医にきちんとかかっている方が良い」とは、『その後の不自由—「嵐」のあとを生きる人たち』（上岡ら、2010）を書かれた上岡氏の言葉である。

セルフケアをしてみたいという方は次の項目をチェックしてほしい。これは実は、付録１の冒頭の一節「トラウマ処理を行うに当たって」に完全に重なる。

・現在の適応状態はどうか。仕事にはついていて、最低限の自立ができているか。

・現在、安全な生活が送れているか。

・最低限の友人がいるか。人を信頼できるか。いざというときに頼れる人がいるか。

・現在の健康状態はどうか。睡眠状況、寝る時間、起きる時間が決まっているか。食事をちゃんと取っているか。

・健忘がないか。昨夜の食事の内容を思い出せるか。お化けの声が聞こえたり、姿が見えたりしていないか。

・依存をしているものはないか、アルコール、タバコ、覚せい剤、セックスなど、依存になっていないか。

もしこれらの項目で問題が沢山あるのなら、やはりトラウマ処理のセルフケアはやらないほうが良い。またいくつかの項目だけがチェックされるのであれば、その項目の修正を行った後に実施してほしい。

2　セルフケアを実施するときの注意事項

実施するときの注意事項がいくつかある。

a. セルフケアを1人でやらない

これは事故が起きるのを防ぐためである。信頼できる人が一緒いる場所で行うのが良い。ちなみに、この信頼できる人が幼い子どもというのは避けてほしい。

b. セルフケアを深夜にやらない

深夜はいろいろなことが起きる。理想は午前中である。次に良いのは昼食後である。何度か実施してみて安全に出来ているのであれば、そこで初めて寝る前に持って行っても良いが、その場合でも、深夜の0時を超えて行うことは禁忌である。

c. 解除反応が起きたときの用意をしてから始める

冷たい氷水を用意する、レスキューレメディを用意するなど、ぼうっとなってこれはやばいと感じたら、氷水を飲んでリセットを図る、あるいはレスキューレメディを鼻の下に塗ってリセットを図るなど。

セルフケアで一番安全なのは、なんと言ってもTS手動処理である。手動処理をまず実施してみてほしい。パルサーによる左右交互刺激も安全な治療法であるが、性的虐待などでは解除反応が起きることもあることは既に述べた。

安全という視点で考えたときに、神田橋処方という漢方薬の服用があったほうがより安全である。最近は親切な内科医であればこれが欲しいと頼めば漢方薬の処方をしてくれるようである。

くれぐれも強調しておきたいが、筆者はセルフケアを特段、推奨しているわけではない。だが実際にやっている人が沢山いることも事実であるので、セルフケアをより安全に行うための留意点を述べているのである。

3　セルフケアを実施してゆく頻度について

頻度としては、もちろん毎日やっても良いのだが、最初は数日、できれば1週間ぐらい空けて実施をするのが良いと思う。その間に、生じたフラッシュバックが少し治まるからである。

本文でも随所に書いたが、たとえ手動処理であっても、フラッシュバックが著しく増える。それをなんとか、意識的に追わないようにしなくてはならない。そうしないと、どんどん悪化する。大体3回目ぐらいが一番辛いときになる。ここを超えれば、一挙に楽になってくる。

そこそこにフラッシュバックが軽減したら、それ以上、セルフケアで治療を追求しないことをお勧めする。トラウマが完全に消えることなど無理というしかない。

さらに、トラウマ処理を実施している間は、規則正しい健康な生活を守ってほしい。

またその間に、大量のアルコールなどを取らないでほしい。セルフケアで一番危ないのが、この辺りの原則がおろそかになってしまいやすいという事実である。

やっているうちに、時間間隔がわからなくなったり、仕事に行けなくなったりしたら、直ちにセルフケアは止めてほしい。

死にたい気持ちがすごく強くなるときも直ちに止めるべきである。

トラウマ処理で一時的にフラッシュバックが強くなるのは、行った当日と、次の日ぐらいである。3日目を超えても強い悪夢などが生じる場合には、1週間以上の間を空けたほうが安全である。

4　それ以外のこと

昔の虐待や被害を急に思い出して、それについての訴訟を起こすことはお勧めできない。現在進行形の特に性被害について、刑事訴訟を含み加害者に

責任を取らせることは、被害者に社会正義が存在することを教え、被害者を立ち直らせる上で非常に意味があると筆者は考えている。しかし時間が過ぎた過去の出来事に対してそれを行うことは、証明が非常に難しく、被害者側のリスクが高すぎる。

　被害と加害とは結局のところ、実は同じものであることを認識してほしい。大切なのは虐待の連鎖をあなたの世代で切ることである。

文　献

Asukai, N., Kato, H., Kawamura, N. et al. (2002). Reliability and validity of the Japanese-language version of the impact of event scale-revised (IES-R-J): four studies of different traumatic events. The Journal of Nervous and Mental Disease, 190 (3): 175-182.

Bailey, T., Alvarez-Jimenez, M., Garcia-Sanche, A. M. et al. (2018): Childhood Trauma Is Associated With Severity of Hallucinations and Delusions in Psychotic Disorders: A Systematic Review and Meta-Analysis. Schizophrenia Bulletin, 44 (5): 1111-1122.

Brewin, C. R., Cloitre, M., Hyland, P. et al. (2017): A review of current evidence regarding the ICD-11 proposals for diagnosing PTSD and complex PTSD. Clinical Psychological Review, 58: 1-15.

Callahan, R. J. (2001): Tapping the healer within: Using Thought Filed Therapy to instantly conquer your fears, anxieties, and emotional distress. McGraw-Hill Education. (穂積由利子訳『TFT（思考場）療法入門―タッピングで不安、うつ、神経症を取り除く』春秋社、2001年)

Carreno, F. R., Frazer, A. (2017): Vagal Nerve Stimulation for Treatment-Resistant Depression. Neurotherapeutics, 14 (3): 716-727.

Charney, D. S. (2004): Psychobiological mechanisms of resilience and vulnerability: implications for successful adaptation to extreme stress. American Journal of Psychiatry, 161 (2): 195-216.

Chen, L., Zhang, G., Hu, M., & Liang, X. (2015): Eye movement desensitization and reprocessing versus cognitive-behavioral therapy for adult posttraumatic stress disorder: systematic review and meta-analysis. The Journal of Nervous and Mental Disease, 203 (6): 443-451.

Felitti, V. J., Anda, R. F., Nordenberg, D. et al., (1998): Relationship of childhood abuse and household dysfunction to many of the leading causes of death in adults. The Adverse Childhood Experiences (ACE) Study. American Journal of Prevention Medicine, 14 (4): 245-258.

Foa, E. B., Rothbaum, B. O., & Hembree, E. A. (2007): Profonged exposure therapy for PTSD. Oxford University Press. (金吉晴、小西聖子監訳 (2009)『PTSD の持続エクスポージャー療法―トラウマ体験の情動処理のために』星和書店、2009年)

福井義一「自我状態療法の実際」『ブリーフサイコセラピー研究』21巻、33-42頁、2012年

Fujisawa, T. X., Nishitani, S., Takiguchi, S. et al. (2019): Oxytocin receptor DNA methylation and alterations of brain volumes in maltreated children. Neuropsychopharmacology, 44 (12): 2045-2053.

Herman, J. L. (1992): Trauma and recovery. Basic Books, Harper Collins, Publishers, Inc., New York.（中井久夫訳『心的外傷と回復』みすず書房、1998年）

Hyland, P., Shevlin, M., Fyvie, C., & Karatzias, T. (2018): Posttraumatic Stress Disorder and Complex Posttraumatic Stress Disorder in DSM-5 and ICD-11: Clinical and Behavioral Correlates. Journal of Traumatic Stress, 31 (2): 174-180.

神尾陽子「マルトリートメントと神経発達症との関係」『精神科治療学』36巻1号、17-22頁、2021年

上岡陽江、大嶋栄子『その後の不自由―「嵐」のあとを生きる人たち』医学書院、2010年

神田橋條治「PTSDの治療」『臨床精神医学』36巻4号、417-433頁、2007年

神田橋條治「難治例に潜む発達障害」『臨床精神医学』38巻3号、349-365頁、2009年

神田橋條治『神田橋條治が教える 心身養生のための経絡・ツボ療法』創元社、2020年

Kojima, M., Furukawa, T. A., Takahashi, H. et al. (2002): Cross-cultural validation of the Beck Depression Inventory-II in Japan. Psychiatry Research, 110 (3): 291-299.

Koopman, F. A., van Maanen, M. A., Vervoordeldonk, M. J. et al. (2017): Balancing the autonomic nervous system to reduce inflammation in rheumatoid arthritis. Journal of International Medicine, 282 (1): 64-75.

Levine, P. A. (2010): In an unspoken voie; how the body releases trauma and restores goodness. North Atlantic Books, Berkeley.（池島良子、西村もゆ子、福井義一、牧野有可里訳『身体に閉じ込められたトラウマ―ソマティックエクスペリエンシングによる最新のトラウマケア』星和書店、2016年）

Marchall, R., Taylor, I., Lahe, C. et al. (2015): Bioelectrical Stimulation for the Reduction of Inflammation in Inflammatory Bowel Disease. Clinical Medicine of Insights Gastroenterol, 8: 55-59.

嶺輝子「ホログラフィートークの複雑性PTSDに対する適応の可能性」『精神神経学雑誌』22巻10号、757-763頁、2020年

宮岡等「多彩な新しい精神療法への懸念」『こころの科学』204号、1頁、2019年

森川綾女『たたくだけ！　心と体の不調がすっきり　つぼトントン』日本文芸社、
2017年

友田明美、中西正史、杉山登志郎「座談会：発達性トラウマ障害のゆくえ」（杉山登
志郎編）『発達性トラウマ障害のすべて』こころの科学増刊、2019年

NeuroTek（2021）: https://neurotekcorp.com

野坂祐子『トラウマインフォームドケア』日本評論社、2019年

Ohgami, H., Terao, T., Shiotsuki, I. et al. （2009）: Lithium levels in drinking water
and risk of suicide. British Journal of Psychiatry, 194 （5）: 464-465.

Park, C., Rosenblat, J. D., Brietzke, E. et al. （2019）: Stress, epigenetics and
depression: A systematic review. Neurosci Biobehav Review, 102: 139-152.

Patterson, D. A., & Lee, M. S. （1995）: Field trial of the Global Assessment of
Functioning Scale-Modified. American Journal of Psychiatry, 152 （9）: 1386-
1388.

Paulsem, S. （2009）: Looking through the eyes of trauma and dissociation.
Booksurge Publication, Charlston. （新井陽子、岡田太陽監修、黒田由美訳『ト
ラウマと解離症状の治療—EMDR を活用した新しい自我状態療法』東京書籍、
2012年）

Porges, S. （2018）: The pocket guide to the Polyvagal Theory. W. W. Norton
Company, Inc., New York. （花丘ちぐさ訳『ポリヴェーガル理論入門』春秋社、
2018年）

Powers, S. W., Coffey, C. S., Chamberlin, L. A. et al. （2017）: Trial of Amitriptyline,
Topiramate, and Placebo for Pediatric Migraine. New England Journal of
Medicine, 12; 376 （2）: 115-124.

Rasooly, R., Hernlem, B., He, X., & Friedman, M. （2013）: Non-linear relationships
between aflatoxin B_1 levels and the biological response of monkey kidney
vero cells. Toxins （Basel）, 5 （8）: 1447-1461.

Rodewald, F., Wilhelm-Goling, C., Emrich, H. M. et al. （2011）: Axis-I comorbidity
in female patients with dissociative identity disorder and dissociative identity
disorder not otherwise specified. The Journal of Nervous and Mental Disease,
199 （2）: 122-131.

Rutter, M., Andersen-Wood, L., Beckett, C. et al. （1999）: Quasi-autistic patterns
following severe early global privation. English and Romanian Adoptees
（ERA） Study Team. Journal of Child Psychology and Psychiatry, 40 （4）: 537-
549.

Rutter, M., Kreppner, J., Croft, C. et al. (2007): Early adolescent outcomes of institutionally deprived and non-deprived adoptees. III. Quasi-autism. Journal of Child Psychology and Psychiatry, 48 (12): 1200-1207.

Schubert, S. J., Lee, C. W., & Drummond, P. D. (2011): The efficacy and psychophysiological correlates of dual-attention in eye movement desensitization and reprocessing (EMDR). Journal of Anxiety Disorder, 25 (1): 1-11.

Shapiro, F. (2001): Eye movement desensitization and reprocessing: basic principles, protocols, and procedures. 2nd ed. (市井雅哉監訳『EMDR —外傷記憶を処理する心理療法』二瓶社、2004年)

Soendergaard, H. M., Thomsen, P. H., Pedersen, P. et al. (2016): Treatment dropout and missed appointments among adults with attention-deficit/ hyperactivity disorder: associations with patient- and disorder-related factors. Journal of Clinical Psychiatry, 77 (2): 232-239.

Sonuga-Barke, E. J. S., Kennedy, M., Kumsta, R., Knights, N., Golm, D., Rutter, M. L. et al. (2017): Child-to-adult neurodevelopment and mental health trajectories after early life deprivation: the young adult follow-up of the longitudinal English and Romanian Adoptees study. Lancet, 389: 1539-1548.

Sparr, L. F., Moffitt, M. C., & Ward M. F. (1993): Missed psychiatric appointments: who returns and who stays away. American Journal of Psychiatry, 150 (5): 801-805.

Spermon, D., Darlington, Y., & Gibney, P. (2010). Psychodynamic psychotherapy for complex trauma: targets, focus, applications, and outcomes. Psychology Research and Behavior Management, 3: 119-127.

杉山登志郎『子ども虐待という第四の発達障害』学習研究社、2007年

杉山登志郎『発達障害の薬物療法』岩崎学術出版社、2015年

杉山登志郎「発達障害および複雑性 PTSD を呈する患者に対する、新たな簡易型トラウマ処理の開発と治療実践」『EMDR 研究』10巻1号、41-55頁、2018年

杉山登志郎（2019）『発達性トラウマ障害と複雑性 PTSD の治療— ASD・ADHD・複雑性 PTSD への少量処方』誠信書房、2019年

杉山登志郎「子育て困難家族の臨床」『EMDR 研究』12巻1号、18-25頁、2020年 a

杉山登志郎「自我状態療法」『精神療法』46巻1号、19-23頁、2020年 b

杉山登志郎、堀田洋「発達性トラウマ障害と複雑性 PTSD」『小児の精神と神経』59巻1号、15-23頁、2019年

杉山登志郎、白柳直子『教えて発達障害・発達凸凹のこと』IAP出版、2021年

Sullivan, H. S. (1972): Personal Psychopathology. The William Alanson White Psychiatric Foundation.（阿部大樹、須貝秀平訳『精神病理学私記』日本評論社、2019年）

鈴木太「ICD-11における複雑性PTSD」『小児の精神と神経』59巻1号、25-30頁、2019年

滝川一廣、内海新祐編『子ども虐待を考えるために知っておくべきこと』こころの科学増刊、2020年

Takiguchi, S., Fujisawa, T, X., & Mizushima, S. (2015): Ventral striatum dysfunction in children and adolescents with reactive attachment disorder: functional MRI study. BJPsych Open, 1 (2): 121-128.

Teicher, M. H., Samson, J. A., Anderson C. M. et al. (2016): The effects of childhood maltreatment on brain structure, function and connectivity. Nature Reviews Neuroscience, 17: 652-666.

Terr, L. C. (1991): Childhood traumas: an outline and overview. American Journal of Psychitry, 148 (1): 10-20.

Theratappr (2021): https://www.dnmsinstitute.com/theratapper/

Toffa, D. H., Touma, L., & El Meskine, T. (2020): Learnings from 30 years of reported efficacy and safety of vagus nerve stimulation (VNS) for epilepsy treatment: A critical review. Seizure, 83: 104-123.

冨田和巳『発達障碍は心身症―急増現象を社会からみて診る』へるす出版、2020年

友田明美『子どもの脳を傷つける親たち』NHK出版、2017年

友田明美『癒やされない傷』診断と治療社、2011年

vom Saal, F. S., Timms, B. G., Montano, M. M. et al. (1997): Prostate enlargement in mice due to fetal exposure to low doses of estradiol or diethylstilbestrol and opposite effects at high doses. Proceedings of National Academy of Science of USA, 94 (5): 2056-2061.

van der Kolk, B. (2005): Developmental trauma disorder. Psychiatric Annals, 35 (5): 401-408.

van der Kolk, B. (2014): The body keeps the score: Brain, Mind, and Body in the Healing of Trauma. Penguin Books, London.（柴田裕之訳『身体はトラウマを記憶する』紀伊國屋書店、2016年）

Watkins, J. G., & Watkins, H. H. (1997): Ego states-theory and therapy. W W Norton & Colnc Inc, New York.

●著者────────

杉山登志郎（すぎやま としろう）

　1951年静岡市に生まれる。久留米大学医学部卒業。名古屋大学医学部精神科、愛知県心身障害者コロニー中央病院精神科、静岡大学教育学部教授、あいち小児保健医療総合センター保健センター長、浜松医科大学児童青年期精神医学講座特任教授を経て、現在、福井大学子どものこころの発達研究センター児童青年期こころの専門医育成部門客員教授。

　著書に『発達障害の豊かな世界』（日本評論社、2000年）、『子ども虐待という第四の発達障害』（学習研究社、2007年）、『発達障害の子どもたち』（講談社現代新書、2007年）、『発達障害のいま』（講談社現代新書、2011年）、『発達障害の薬物療法─ ASD・ADHD・複雑性 PTSD への少量処方』（岩崎学術出版社、2015年）『発達性トラウマ障害と複雑性 PTSD の治療』（誠信書房、2019年）、『TS プロトコールの臨床─解離性同一性障害・発達障害・小トラウマ症例への治療』（日本評論社、2023年）他多数。

テキストブック TSプロトコール
──子ども虐待と複雑性PTSDへの簡易処理技法（こ ぎゃくたい ふくざつせい かんいしょりぎほう）

●

2021年9月30日　第1版第1刷発行
2023年11月1日　第1版第2刷発行

著　者──杉山登志郎
発行所──株式会社 日本評論社
　　　　　〒170-8474 東京都豊島区南大塚 3-12-4
　　　　　電話03-3987-8621（販売）-8598（編集）　振替00100-3-16
印刷──港北メディアサービス株式会社
製本所──株式会社難波製本
装　幀──駒井佑二
検印省略　Ⓒ Toshiro Sugiyama 2021
ISBN 978-4-535-98511-7　Printed in Japan

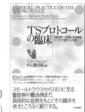
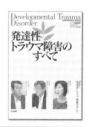
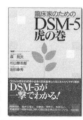
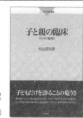